国家科学技术学术著作出版基金资助出版

# 鼻眼相关疾病
# 诊断与治疗图谱

## The Diagnosis and Treatment Atlas of Nose-Eye related Diseases

总主编　魏文斌

主　编　周　兵

北京科学技术出版社

图书在版编目（CIP）数据

鼻眼相关疾病诊断与治疗图谱 / 周兵主编 .—北京：北京科学技术出版社，2020.1

ISBN 978-7-5304-8091-5

Ⅰ. ①鼻…　Ⅱ. ①周…　Ⅲ. ①耳鼻咽喉病 – 诊疗 – 图谱　②眼病 – 诊疗 – 图谱　Ⅳ. ①R76-64　② R77-64

中国版本图书馆 CIP 数据核字（2015）第 244710 号

**鼻眼相关疾病诊断与治疗图谱**

主　　编：周　兵
责任编辑：尤玉琢　宋　玥
策划编辑：尤玉琢
责任印制：吕　越
出 版 人：曾庆宇
出版发行：北京科学技术出版社
社　　址：北京西直门南大街 16 号
邮政编码：100035
电话传真：0086-10-66135495（总编室）
　　　　　0086-10-66113227（发行部）
　　　　　0086-10-66161952（发行部传真）
网　　址：www.bkydw.cn
电子信箱：bjkj@bjkjpress.com
经　　销：新华书店
印　　刷：北京捷迅佳彩印刷有限公司
开　　本：889mm×1194mm　1/16
字　　数：250 千字
印　　张：11
版　　次：2020 年 1 月第 1 版
印　　次：2020 年 1 月第 1 次印刷
ISBN 978-7-5304-8091-5/R · 1989

定　　价：180.00 元

# 编 者 名 单

总主编　魏文斌

主　编　周　兵

编　者（按姓氏笔画排序）

马建民　首都医科大学附属北京同仁医院

王明婕　首都医科大学附属北京同仁医院

史剑波　中山大学附属第一医院

刘　莎　北京市耳鼻咽喉科研究所

李云川　首都医科大学附属北京同仁医院

张革化　中山大学附属第三医院

周　军　首都医科大学附属北京同仁医院

周　兵　首都医科大学附属北京同仁医院

崔顺九　首都医科大学附属北京同仁医院

臧洪瑞　首都医科大学附属北京同仁医院

魏文斌　首都医科大学附属北京同仁医院

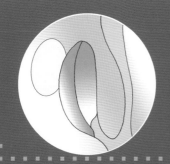

# "同仁眼科系列图谱"前言

　　眼科疾病的诊断往往依赖于形态学检查，尤其是随着现代影像技术的发展，眼科医师可根据更直观的影像资料快捷、准确地做出判断。因此，良好的影像图谱胜过精深的文字描述，对眼科医师，尤其是经验不是很丰富的眼科医师和医学生来说，直观的图谱是最好的教科书。

　　首都医科大学附属北京同仁医院眼科在长达一个多世纪的发展中，已成为我国重要的眼科中心之一，目前拥有一批国内知名的专家。眼科平均每天接待患者3000人次以上，每年的手术量近7万例，形成了一套具有同仁特色的诊断和治疗技术，同时也积累了丰富的临床资料，其中包括大量精美的影像学图片，甚至有一些少见和罕见病例的珍贵图片。这些宝贵的资料对我国眼科学的发展、眼科诊疗水平的提高很有价值。将这些资料整理出版，作为"同仁眼科系列图谱"，对临床工作无疑很有意义，也是我们的责任。

　　在北京市新闻出版局和北京科学技术出版社的大力支持下，这一愿望终于得以实现。首批出版的眼科系列图谱包括《斜视诊疗图谱》《视网膜脱离诊断与鉴别诊断图谱》《眼底病影像诊断图谱》《相干光断层成像眼底病诊断图谱》《眼表疾病图谱》《眼睑手术图谱》《青光眼视神经诊断图谱》《眼部裂隙灯生物显微镜图谱》等。其中《斜视诊疗图谱》《眼底病影像诊断图谱》《相干光断层成像眼底病诊断图谱》颇受大家欢迎，已经多次再版。最近《鼻眼相关疾病诊断与治疗图谱》《眼科影像诊断图谱》等将陆续出版。

　　借此机会，向为"同仁眼科系列图谱"出版做出贡献的眼病患者、医务工作者及编辑出版工作者致以崇高的敬意和感谢！

　　错误和不足之处敬请读者赐正。

魏文斌

2017 年 4 月

首都医科大学附属北京同仁医院

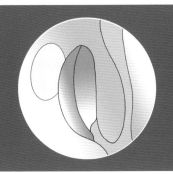

# 前　言

近年来，慢性泪囊炎、眶壁骨折及视神经病等传统上属于眼科学范畴的疾病，已经被写进鼻科学的教科书里，引起了眼科学界的关注。实际上，鼻科和眼科的合作一直存在，也从未停止过。临床上存在一类表现为视功能障碍、鼻阻塞或脑神经症状的疾病，这些疾病从解剖或病理生理上表现出鼻、眶、颅的密切相关。这是由于头颈部，尤其是鼻、眶和颅的解剖结构关系，鼻、鼻窦与眼眶和颅底在解剖上紧密相连，并且可以通过自然孔道或潜在的脉管系统形成沟通关系。1994年，在吉林举办的全国鼻科学术会议上，鼻科学前辈卜国铉教授介绍了他所撰写的《鼻眼相关外科学》，书中首次对鼻眼相关外科学进行了系统阐述。卜国铉教授指出，鼻眼相关疾病是一组在发生、发展和转归上，表现为鼻、眼，甚至颅内外相互沟通、相互关联的疾病；在此基础上，形成了一门新的边缘学科——鼻眼相关外科学。较之过去，建立鼻眼相关疾病的概念，可以更科学地诊治疾病，同时有助于科学和系统地研究那些传统上属于鼻科、眼科、神经内科或神经外科的疾病，如慢性泪囊炎、眼眶外伤或者颌面复合外伤、鼻眼（颅）沟通良恶性肿瘤及内分泌性突眼等。对这类疾病，单一学科无法完成恰当的治疗，诊治过程中学科间的交叉合作十分必要。因此，鼻眼相关外科学的特点是需要多学科的知识和合作，涉及鼻科、眼科、神经内科、神经外科及影像科等。这里也可以引入整合医学的概念，其本质就是倡导多学科的合作，以认识、研究、诊断和治疗疾病。

早在1994年，北京同仁医院就成立了以眼科和鼻科为基础的鼻眼相关疾病诊疗中心。鉴于北京同仁医院眼科和耳鼻咽喉头颈外科的传统优势和基础，在一些涉及两个或更多学科的疾病（主要是鼻眼沟通肿瘤、外伤及炎症）的治疗方面，两个科室一直密切合作，共同完成相关疾病的诊断和治疗。鼻眼相关疾病概念的建立，也有助于学科间进行更科学的合作，包括临床和基础研究。迄今相关研究成果不断见诸文献，鼻眼相关疾病及鼻眼相关外科学也被写入耳鼻咽喉头颈外科学的教科书。但值得注意的是，诸多论述鼻眼相关疾病的文献作者多为鼻科或耳鼻咽喉科医生，只是在近几年才逐渐有较多的眼科医生开始学习和掌握经鼻内镜操作技术，从而能够从眼眶的角度审视鼻和鼻窦。这表明，新技术的出现可以成为学科发展的巨大动力。鼻眼相关疾病的概念虽然是由鼻科学者首先提出的，但需要鼻、眼两个直接相关的学科共同关注，才会得到更好的认识和治疗，相关学科才会更好地合作，从而促进学科的发展。

一、鼻眼相关疾病的分类

传统的分类主要是基于解剖。以泪囊炎为例，泪囊是泪器的主要组成部分，是眼眶重要的附属结构，泪囊炎则是眼科的常见疾病。Toti在1904年首次采用鼻外径路行泪囊鼻腔吻合术，时至今日该术式依然是治疗泪囊炎的常见术式。而鼻眼相关外科学对疾病的分类则是基于解决问题的方法或手段。同样以泪囊炎为例，在20世纪80年代之后，有学者完成了鼻内镜下泪囊鼻腔造孔术，此后该术式成为治疗泪囊炎的标准术式并迅速被推广。泪囊鼻腔造孔术在内镜下经鼻完成，这得益于鼻外科具有划时代意义的鼻内镜技术的发展。

另一个具有典型意义的例子是外伤性视神经病的治疗。以往鼻科和眼科的合作中，经鼻外入路完成视神经管减压的操作是以眼科为主体。而目前在外伤性视神经病的综合治疗过程中，经鼻视神经管开放减压的外科手段则是最重要的一个环节。

以上两种疾病在诊治变化方面的共同特点是治疗手段的变化，但两者还具有另一个共同点，即两种疾病同样具有与鼻、鼻窦紧密关联的解剖基础。换言之，恰恰是因为天然的解剖基础，加之诊治手段的变化，才有今天鼻科医生更多的关注和参与。然而，这里要特别指出的是，对一些曾经或目前仍然属于眼科的疾病，若只是由于其治疗手段的变化（经鼻完成）而被认为其属于鼻科疾病范畴则是不恰当的。随着眼科医生逐渐熟悉和掌握内镜技术，或更新的眼科技术手段的出现，眼科医生对相关疾病的关注度又会发生变化。在传统的鼻科、颌面外科及神经外科等领域，还有相当一部分疾病表现出眼部症状，同时又可能伴有鼻科或脑神经症状，分类上仍属于各自的学科领域，但其表现出的病变存在解剖上和病理上的相互沟通，其处理同样需要多学科合作和共同参与。基于学科基础和技术方法来分类，是新兴边缘学科的分类特征。

二、鼻科与眼科的作用

鼻眼相关疾病的处理，80% 在鼻科完成。鼻科的处理几乎是以眶内壁为中心并围绕眶壁进行的，并且由于病灶在解剖上位于鼻腔或紧密毗邻鼻腔，运用鼻内镜技术经鼻腔完成病灶的处理具有巨大的优势。从这个角度看，眼科的作用则是当病灶更多地位于眶侧，或当鼻眶沟通病灶的较大部分在眶侧，或眶侧病灶对未来眼眶功能带来的影响最大时，眼科的处理就成为主体。若从功能的角度看，对眼眶的关注始终甚于对鼻腔的关注。因此，决定鼻科、眼科或其他学科的作用的因素，一是病灶的部位，二是对功能的影响。鼻眼相关疾病的治疗也因此需要系统化和合理化，迫切需要相关学科客观和积极地审视自身的作用。从鼻科角度看眼眶，或从眼科角度看鼻窦，是一种思维方式。基于不同的学科基础来对问题进行研究和认识，必将有益于疾病的诊断和治疗。

三、学科发展与鼻眼相关疾病

鼻眼相关疾病的诊治和鼻眼相关外科学的发展，应遵循以下原则。

1. 多学科合作　临床上一组与鼻眼密切相关的疾病，即鼻眼相关疾病，在临床表现、检查和诊断方面，经常不仅涉及某个单一学科，尤其其诊治不只是由鼻科完成的。多学科，即包括眼科、鼻科、神经内科、神经外科及影像科等在内的相关学科的知识和学科间合作，对鼻眼相关外科学的发展起着至关重要的作用。这里有一个必要的前提，即需要建立鼻眼相关疾病的概念。以外伤性视神经病为例，视力变化几乎是该病患者唯一的就诊原因，但外伤还有可能导致颅底损伤，因此对该病患者，至少需要眼科做出功能评估，并由神经外科及影像科对颅底问题做出判断。眼科、鼻科及其他相关学科若能够充分认识到自身的作用，必将积极参与合作，从而不仅提高相关疾病的治疗水平，而且可以产生更多的学术成果。

2. 专业化　任何一个学科都有其内在的规律和专业内容，以骨化纤维瘤合并视神经损伤为例，肿瘤的评估由鼻科和影像科完成，视功能的评价则需要眼科的合作，治疗上由鼻科行经鼻肿瘤切除和视神经管开放减压，并在眼科进行术后视功能的恢复和随访。只有通过学科间合作并进行专业化处理，才能更有效、更合理地进行治疗，并取得合理和理想的治疗效果。

3. 强化相关基础研究和应用基础研究　鼻眼相关外科学是新兴边缘学科，鼻眼相关疾病的规律、鼻科病因、病理生理机制，以及诊断、外科治疗和药物治疗等必有其特点，其相关研究需要相关学科的共同努力。以外伤性视神经病为例，尽管有许多学者通过建立模型试图模拟疾病的发生过程，从而探讨其损伤及转归机制，但其研究结果始终未被认同；其复杂性也反映在临床实践中，究竟是药物治疗还是手术治疗以及彼此的适应证等，尚缺乏有循证基础的证据支持。因此，在临床工作的同时，对基础研究和应用基础研究给予更多的重视，有助于提高鼻眼相关疾病的治疗水平，并促进鼻眼相关外科学的蓬勃发展。

　　基于上述认识，我们组织首都医科大学附属北京同仁医院耳鼻咽喉头颈外科和眼科的专家，同时邀请了部分外院专家，结合多年的临床实践经验，编撰了这本《鼻眼相关疾病诊断与治疗图谱》，旨在为从事相关临床工作的医生、研究生等提供有益的临床参考，从而帮助其提高鼻眼相关疾病的诊治水平。谨此，感谢为本书做出贡献的每一位作者，感谢你们为本书付出的心血！感谢魏文斌教授应邀参与本书的编写！

周　兵
2019 年 10 月 1 日于北京

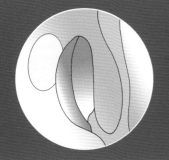

# 目　录

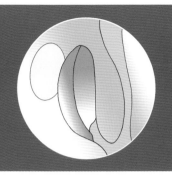

# 第一章 解剖基础

鼻（nose）：包括外鼻、鼻腔和鼻窦，是气体出入的腔道，也是嗅觉感受器。

## 第一节 鼻腔外侧壁

鼻腔（nasal cavity）被鼻中隔所分，左右各一。每侧鼻腔分为鼻前庭和固有鼻腔。鼻腔外侧壁的主要骨性支架从前到后为鼻骨、额骨、上颌骨额突、泪骨、下鼻甲骨、上颌窦的内侧壁、筛骨的内壁、腭骨垂直板和蝶骨翼突的内侧板。其表面不平，3 个骨质鼻甲由上到下排列，并依次增大大约 1/3，分别称为上鼻甲、中鼻甲、下鼻甲。各鼻甲的内侧边缘游离于鼻腔，各鼻甲之间的空隙分别称为上鼻道、中鼻道、下鼻道（图 1-1-1）。

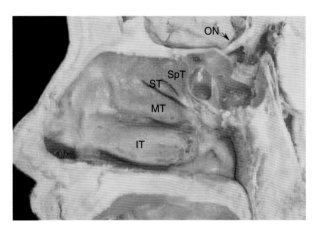

**图 1-1-1 鼻腔外侧壁标本，显示鼻甲排列**
IT—下鼻甲，MT—中鼻甲，ST—上鼻甲，SpT—最上鼻甲，ON—视神经

60% 的人可有最上鼻甲（supreme turbinate），为筛甲的第五基板。筛甲在胚胎发育 9~10 周时，为鼻腔外侧壁 6 个嵴之一。最上鼻甲位于上鼻甲的后上方，其下方的空隙为最上鼻道（supreme meatus）。

### 一、上鼻甲与上鼻道

1. **上鼻甲（superior turbinate）** 为筛甲的第四基板，属于筛骨的一部分，在鼻甲中最小、最高。上鼻甲的后上方有一凹陷，为蝶筛隐窝，位于筛骨和蝶窦前壁所形成的隐窝内，蝶窦开口于此。如有最上鼻甲，蝶窦常开口于最上鼻道处。蝶窦开口的上缘与蝶窦顶壁前部几乎等高时，常与蝶上筛房存在有关，其发生率为25%~30%。

2. 上鼻道（superior meatus） 是位于上鼻甲下方的空隙，较狭小，约占鼻腔外侧面后1/3部，仅为中鼻甲长度的1/2，外侧骨壁上有2~3个后组筛窦的开口，数目不等。

## 二、中鼻甲与中鼻道

1. 中鼻甲（middle turbinate） 为上鼻道下方的一骨板，属于筛骨的一部分。中鼻甲起自筛骨迷路内侧面，长3.5~4.5cm，宽1.0~1.3cm，前端位置高于后端，最前上部与上颌骨的筛嵴相附着，后端附着于腭骨垂直板的筛嵴。前端附着点至蝶窦口的距离大致相当于筛窦的前后长度，约为5.8cm。其形态可分为垂直和水平两部：前1/3骨板呈矢状位的前后垂直状，前与上颌骨的筛嵴相连，上通过筛板的外侧缘与颅底相连；中1/3几乎呈额状位，向外横过颅底的筛窦顶与纸样板相连，此板亦称筛甲的第三基板、中鼻甲基板或底板，分隔前组与后组筛房；后1/3再转向下方，逐渐略呈水平向后走行，因此称水平部。水平板呈矢状位走向，附着于纸样板和（或）上颌窦内壁、腭骨垂直板的筛嵴，形成中鼻道后1/3的顶部。中鼻甲前下端游离似球形，与后面游离缘延续。嗅神经纤维走行于中鼻甲骨内面的垂直小沟，穿筛板到嗅球，嗅神经的管壁有脑膜包绕下降。中鼻甲基板为术中的重要解剖标志。①中鼻甲基板为前组与后组筛房的分界处。②中鼻甲基板为筛凹、筛板的连接部，提示筛板的位置。③中鼻甲后部附着处为筛板后缘，可引导蝶窦口，此处内侧黏膜内有嗅束，损伤后易发生脑脊液鼻漏。④中鼻甲中部的水平切面为眶底平面的标志（图1-1-2）。

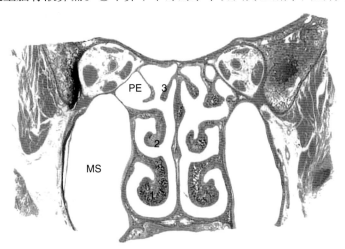

**图1-1-2 冠状切片显示鼻甲排列（HE染色）**
1—下鼻甲，2—中鼻甲，3—上鼻甲，MS—上颌窦，PE—后组筛窦

中鼻甲骨质内有气腔形成时称中鼻甲气化（泡状中鼻甲，pneumatization of middle turbinate），出现率为8%~20%。气化通常来自额隐窝或鼻丘，常开口在鼻甲前上方。因气化而膨大的鼻甲可阻塞中鼻道的通气，使黏液纤毛不能正常传输，致病灶发生。过度气化的中鼻甲可向前下方压迫钩突，阻塞半月裂孔和筛漏斗，引起上颌窦和前组筛窦的炎症；如气化向前上压迫，可阻塞筛窦中部和额窦开口，引起以上部位的炎症。如气化的开口堵塞，可在中鼻甲内形成囊肿。正常中鼻甲的曲线呈凹形向外，如果中鼻甲呈凸形向外，称中鼻甲曲线反常（paradoxical curve of middle turbinate），可阻塞中鼻道的入口，引起鼻窦感染，发生率为15%左右。

2. 中鼻道（middle meatus） 较上鼻道长且宽，约占鼻腔外侧面后2/3，侧壁结构复杂。额窦、前组筛房和上颌窦分别开口于中鼻道的前部、中前部和中后部。中鼻道外侧壁上有 2 个隆起，属筛骨结构。前下者呈弧形嵴状隆起为钩突，后上者内含气房膨隆的为筛泡。钩突与筛泡之间的裂隙为下半月裂孔，筛漏斗经下半月裂孔引流到中鼻道。中鼻道前上端的穹窿状空间为额隐窝。中鼻甲、中鼻道及前组筛窦因解剖位置最先受到外界气体的接触，最易被各种病菌侵犯，引起此处通气、引流障碍，继发感染，毗邻结构如前方的额窦、外侧的上颌窦和后方的后组筛窦也可相继受累，因此，它们被认为是各鼻窦发病的起源点。此处也是上颌窦开放术的重要手术位点（图 1-1-3）。

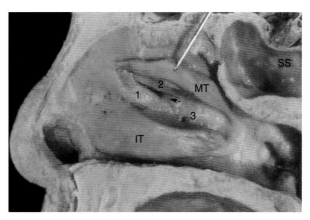

图 1-1-3 鼻腔外侧壁标本，将中鼻甲（MT）掀起，暴露中鼻道的内部结构（箭头）
1—钩突，2—筛泡，3—上颌窦副孔，IT—下鼻甲，SS—蝶窦

3. 额隐窝（frontal recess） 中鼻道最前上方的凹陷，此隐窝的外界为纸样板，顶为筛顶，前为额窦底的前部，后界隔薄骨板与筛前动脉相邻，内壁是中鼻甲的最前上部。如筛泡的基板达颅底时，可成为其后界，将额隐窝及泡上隐窝分开。额隐窝的底部变化很大，无确定界限。文献报道 55% 的额窦开口于此（图 1-1-4）。

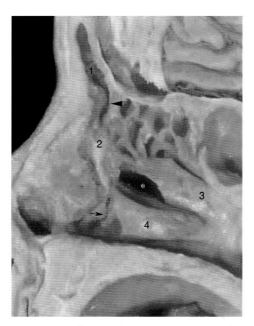

图 1-1-4 鼻腔外侧壁标本，切除部分中鼻甲，解剖出筛窦、上颌窦及鼻泪管。观察额隐窝的毗邻关系
1—额窦，2—泪囊，3—中鼻甲，4—下鼻甲，▲—额隐窝（筛漏斗上部），
➔—鼻泪管鼻腔开口（注意其在下鼻道的解剖结构关系），＊—中鼻道上颌窦开窗口

4. 鼻丘（agger nasi） 筛甲的第一基板，此为前组筛房的前界标志。鼻丘位于中鼻甲前上方和钩突前方的鼻腔外侧壁上，内镜下呈一丘状隆起，绝大多数（约 98.5%）鼻丘含有气房，在冠状位 CT 扫描中显而易见，鼻丘气房只在气房体积大小上有所变化。鼻丘气房的毗邻：前方为上颌骨额突，上方为额隐窝和额窦，下方和内侧为钩突，后方为筛漏斗，外侧为前外侧的泪囊（泪骨）、最前组筛房的眶纸样板。气化良好的鼻丘气房（中鼻甲前基部至鼻丘顶的距离大于 3cm）其顶端可向上延伸进额窦后部和额隐窝，致使额窦引流受阻，而且在施行额筛区手术时可能会把发育良好的鼻丘气房顶的穹窿部误认为额隐窝。此外，气化良好的鼻丘气房还可向后至筛泡上方，挤压筛泡，阻塞筛漏斗，继发筛窦、上颌窦或额窦炎症。鼻丘气房还可气化泪骨或上颌骨额突，这些膨大的气房都可阻塞额隐窝，并增加了手术损伤鼻泪管的机会（图 1-1-5）。

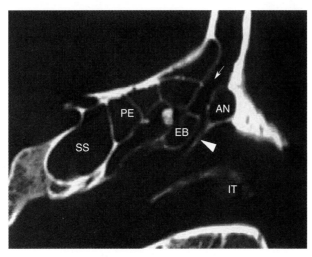

图 1-1-5 矢状位颅骨 CT 扫描（骨窗，层厚 1mm）

➤—额窦引流通道（额隐窝），AN—鼻丘气房，EB—筛泡，PE—后组筛窦，SS—蝶窦，IT—下鼻甲，▲—钩突

5. 筛泡（ethmoid bulla） 筛甲的第二基板，为气化的薄骨板。位于中鼻甲外下方的鼻外侧壁上，突向中鼻道，为筛窦的大气房。筛泡可开口于筛漏斗或其内壁处，前组筛窦可开口于筛泡壁上。如筛泡发育达筛顶，可形成额隐窝的后壁。如未达颅底，可形成泡板和颅底间的间隙——泡上隐窝（间隙）。有人称未气化的第二基板为筛隆突。如筛泡发育较大，骨壁则较薄；反之骨壁较厚。术中开放困难。

6. 眶下气房 又称 Haller 气房（Haller cell，HC），指筛泡位置以下，眶下壁、纸样板和筛漏斗外侧壁的气房，出现率为 5.3%~45.1%，双侧出现率为 26%~50%。眶下气房的存在常使邻近上颌窦的自然开口狭窄和引流不畅，是导致鼻窦炎的重要解剖因素之一。

7. 钩突（uncinate process） 来自筛甲的第一基板，呈钩状的骨片，是筛骨的前部结构，由前上向后下呈矢状位走行，长约 1cm。钩突从泪骨后部突起，向后下延伸形成半月裂孔的下界及筛漏斗的前界和内界。钩突前端呈垂直状附着于纸样板，或抵达颅底中央处，或向内达中鼻甲；后端转向后下形成短的水平位，呈"十"字形，向后与腭骨的垂直突相连，向下与下鼻甲的筛突相连，参与上颌窦自然开口和鼻囟门的构成。钩突尾端的十字形将鼻囟门分成前上、前下、后上和后下等 4 个区域。上颌窦的自然开口通常位于前上囟门区，其他区域出现的开口为上颌窦副口。钩突偏曲（deflection of uncinate process）的出现率为 16%。向内偏曲可与中鼻甲相接或阻塞中鼻道的前部；向外偏曲可致下半月裂孔和筛漏斗狭窄；钩突骨质增生或过度气化也可阻塞中鼻道的入口，易导致鼻窦炎；钩突可有发育不良，伴同侧上颌窦发育不良。钩突前端的发育、附着和走向也决定额窦开口的位置和引流方式（图1-1-6，图1-1-7）。

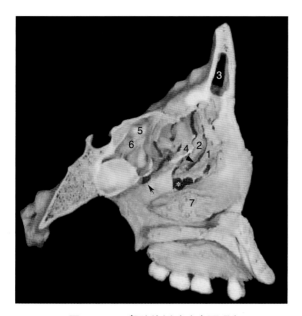 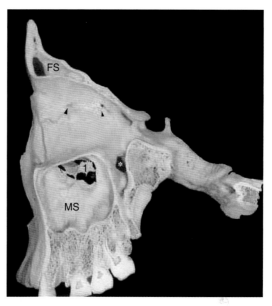

图1-1-6 鼻腔外侧壁（内面观）
1—钩突，2—筛泡，3—额窦，4—中鼻甲基板，
5—视神经管隆突，6—颈内动脉隆突，7—下鼻甲，
*—上颌窦裂孔，▲—半月裂，➜—蝶腭孔

图1-1-7 鼻腔外侧壁（外面观）
1—钩突，*—蝶腭孔，▲—筛前孔和筛后孔，
FS—额窦，MS—上颌窦

8. 下半月裂（inferior semilunar hiatus） 也称半月裂。为筛泡和钩突间的半月状裂隙，长2~3mm。由此向外上可达筛漏斗。裂隙后部有上颌窦的自然开口。

9. 上半月裂（superior semilunar hiatus） 人体直立位时，此裂位于下半月裂之上，是位于筛泡和中鼻甲之间的月牙状空间。泡上隐窝、泡后隐窝可经此处向内、向下进入中鼻道。

10. 筛漏斗（ethmoidal infundibulum） 是指经下半月裂向外延伸的一个三维腔隙。前上部可呈锐角形盲端，为额隐窝和中鼻道相对应的空隙；后上界为筛泡；前下界为钩突；外界为纸样板和前、后囟；内界为相对应的中鼻道。前组筛窦可开口于筛漏斗前端。上颌窦的开口位于筛漏斗中后1/3的底部。Myer认为筛漏斗的深度取决于钩突的高度，筛漏斗部深0.5~10mm不等，宽2~5mm。其为额窦、前组筛窦和上颌窦的分流汇合处，临床常见因此解剖变异或病理改变而发生鼻窦炎者。筛漏斗的变异多发生在其前上部。80%的额隐窝处为盲端，称额筛隐窝。少数可与额窦或鼻丘气房相通。因筛漏斗处为额窦、前组筛窦和上颌窦自然开口的引流处，此处变异可致相应的鼻窦易感炎症。

11. 上颌窦裂口（hiatus maxillaris） 位于中鼻道的后端，实为上颌窦内侧壁的骨性窦口，骨性窦口开口较大，由腭骨的鼻突，下鼻甲的上颌突、筛突和泪突，筛骨的钩突及泪骨下端加入其周围，缩小了骨性窦口的范围，形成不完全封闭的结构（图1-1-8）。

12. 鼻囟（nasal fontanel） 位于上颌窦裂口区域的骨质缺如处。此处鼻腔与上颌窦黏膜借骨膜纤维层相隔，因此称之为囟门。囟门处又被下鼻甲的筛突和钩突分隔成前、后囟门。前囟位于钩突骨板的前上方；后囟位于钩突骨板的后下方，时有上颌窦副口，临床常扩大此处，利于引流。

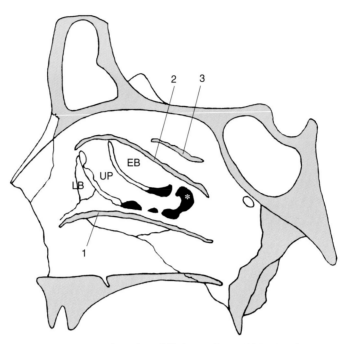

**图 1-1-8　鼻腔外侧壁模式图（鼻甲结构切除后）**

1—下鼻甲，2—中鼻甲，3—上鼻甲根，*—上颌窦裂口，LB—泪骨，UP—钩突，EB—筛泡

13. 上颌窦自然开口（natural ostium maxillary sinus，NOMS）　多呈椭圆形、圆形或裂隙状，直径约 3mm，位于前囟的上部，上颌窦腔内侧壁的中点最高处，紧贴眶内壁与眶下壁交角之下。此开口向上延伸至颅底，恰为筛前动脉穿眶处，也为手术中的标志。

14. 窦口鼻道复合体（ostiomeatal complex，OMC）　又称中筛区，是指额窦、前组筛窦和上颌窦通气、引流的共同通道。这一解剖部位包括筛漏斗、中鼻甲、钩突、上下半月裂、前组筛房、筛泡、额隐窝、上颌窦自然开口和鼻囟区。因其解剖结构的特点，窦口鼻道复合体极易受到鼻、鼻道疾病的侵犯，造成此区的通气、引流障碍，导致周围解剖结构受累，而引起感染性疾病的发生。临床上，该复合体为前筛复合体的一个功能实体（图 1-1-9）。

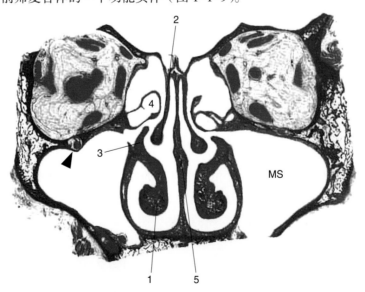

**图 1-1-9　经上颌窦自然开口的冠状切片，显示窦口鼻道复合体结构**

1—下鼻甲，2—中鼻甲，3—钩突，4—筛泡，5—鼻中隔，MS—上颌窦，▲—眶下神经管

### 三、下鼻甲与下鼻道

1. 下鼻甲（inferior turbinate） 为一来自上颌甲的独立疏松骨片，内侧面有纵行细沟为血管穿行，借不规则突起与鼻腔外侧壁各骨板相连，由前向后依次为上颌骨的鼻甲嵴、泪骨的降突、筛骨钩突和腭骨的鼻甲嵴。下鼻甲与鼻腔外侧壁的附着处呈线形，从前向后呈弧状隆起，约前、中 1/3 交界处为最高点，此处骨质最薄。下鼻甲前端距前鼻孔约 2cm，后端距咽鼓管咽口 1cm。

2. 下鼻道（inferior meatus） 为下鼻甲与鼻底间长 3.0~3.5cm 的空隙，其前端侧壁有鼻泪管的黏膜，呈皱襞样开口，称泪襞。泪襞向上通鼻泪管达泪囊。下鼻甲附着处距前端 0.5~1.0cm 处骨质较薄，临床常于此处行上颌窦穿刺等手术。

# 第二节 鼻 眶 关 系

眼眶（orbita）为骨性结构。眶口高 34.9~36.7mm，宽 38.5~39.5mm，深 46.9~47.9mm。眼眶由 7 块颅骨组成，包括额骨、筛骨、泪骨、上颌骨、蝶骨、腭骨和颧骨。眶内容积平均为 27.4~29.3ml。眼眶的上壁由额骨的眶板构成，前上为额窦，有薄骨板相隔；眼眶的下壁由上颌窦顶构成，窦壁骨板厚 0.5~1.0mm；眼眶的内壁大部分由筛窦的纸样板构成，纸样板即眶板，厚 0.2~0.4mm；眼眶的内后壁由蝶骨小翼构成，视神经管由此穿入，其内侧为蝶窦。因此鼻腔和鼻窦的感染或手术极易波及眼眶和眶内结构。据以上特点，也可行筛窦—上颌窦入路的眶减压术，治疗眶内压增高症（图 1-2-1）。

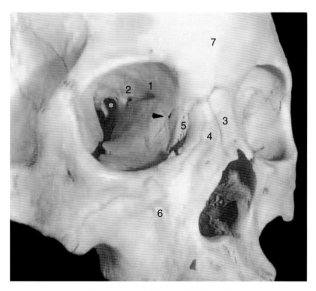

**图 1-2-1 颅骨标本斜面观**

1—筛前孔，2—筛后孔，3—鼻骨，4—上颌骨额突，5—泪骨，6—眶下神经孔，7—额骨，*—视神经孔，▲—Dacryon 点

### 一、泪骨

泪骨（lacrimal bone）位于眼内眦深部。此处结构有前泪嵴、泪囊窝和后泪嵴。前泪嵴由上颌骨额突组成，泪囊窝容纳膜性泪囊，后泪嵴由泪骨组成。泪骨与前组筛房和鼻丘相邻。

## 二、泪囊和鼻泪管

泪囊（lacrimal sac）和鼻泪管（nasolacrimal canal）是泪液的引流通路。泪囊是位于内眦外下方的泪囊窝的膜性囊，泪囊窝前界为上颌骨额突的前泪嵴，后界为泪骨的后泪嵴。泪囊的下半部延续为鼻泪管。鼻泪管分为两部分：上端的骨性部分和下端的膜性部分。鼻泪管向下、向后和略向外走行，终端开口于下鼻道。鼻泪管于泪囊下直通下鼻道的外侧壁，总长 15~20mm，直径 3~7mm。鼻泪管分为骨性部和鼻道部。骨性部长约 12.4mm；鼻道部位于下鼻道外侧壁的黏膜内，在下鼻甲附着缘前端处开口，距前鼻孔的外侧缘 30~40mm。

## 三、眶下管

眶下管（infraorbital canal）为眶下孔后方纵深走行的骨管，穿上颌窦前、上骨壁入眶底，上颌神经的分支眶下神经和上牙槽前支走行于此。

## 四、筛前孔和筛后孔

筛前孔（anterior ethmoidal foramen）、筛后孔（posterior ethmoidal foramen）位于眶内侧壁（即眶纸样板上缘）、额筛缝附近，可有 1~2 个副孔。Dacryon 点距离筛前孔 19.3mm ± 2.4mm；筛前孔距离筛后孔 14.4mm ± 2.6mm；筛后孔距离视神经孔 0.9mm ± 2.2mm。筛前动脉直径 0.9mm ± 0.2mm，筛后动脉直径 0.6mm ± 0.2mm。

## 五、筛前动脉管和筛后动脉管（眶颅管和眶筛管）

筛前动脉管和筛后动脉管是筛前动脉、筛后动脉入筛前孔、筛后孔后走行的骨管，沿颅底跨筛顶而行。两者也可呈半管状或管状行于筛窦内，术中易造成动脉的损伤，导致大出血，并且受损的血管可退缩入骨管，造成止血困难。筛前动脉出骨管后有分支到硬脑膜、额窦、鼻腔前 1/3 部和鼻梁部皮肤。筛后动脉出骨管后入颅，再穿筛板入鼻腔，分布于后组筛房、中鼻甲后上部和鼻腔外侧面。

## 六、筛前动脉和筛后动脉

来自颈动脉的眼动脉伴视神经穿视神经孔入眶后，沿眼眶内侧壁由后向前走行，依次分出筛后动脉（posterior ethmoidal artery）和筛前动脉（anterior ethmoidal artery），分别穿纸样板上缘额筛缝处的筛后孔及筛前孔进入筛窦内。94%~95% 的筛前孔和筛后孔位于额筛缝处。

# 第三节　颅眶与鼻窦

鼻窦为颅骨内的含气腔，共 4 对，分别为额窦、上颌窦、筛窦和蝶窦，均开口于鼻腔。目前随着鼻内镜外科技术的发展，医生已经可以通过鼻窦进行鼻神经外科及鼻眼外科的手术。

## 一、额窦

额窦（frontal sinus）在 2 岁时开始发育，约 20 岁发育完毕，位于额骨中，左右各一，双侧发育极不对称，容量 1~44ml 不等。

1. 前壁 为额骨鳞部外侧板，骨质坚厚，内含骨髓。

2. 后壁 为额骨鳞部内侧板，较薄，与颅前窝相邻，有导血管穿此壁通入硬脑膜。

3. 底壁 为额骨水平板，即眶上壁，如有骨壁缺损易与眼眶相通，术中的损伤可致眶内血肿、眼压升高、视力下降，发生率为 0.2%~0.7%。底壁的内侧为筛顶，骨质菲薄，又紧邻前颅底，为额窦和筛窦手术时易造成前颅底损伤之处。

4. 额窦中隔（septum of frontal sinus） 常位于双侧额窦中间，可向一侧偏斜。各额窦腔内可有额窦骨隔（bone septum of frontal sinus），窦壁内呈骨嵴样突起，形成不规则的窝或龛。如窦内骨隔完整，窦腔分为两个或多个腔，可致引流不利。

5. 额窦口（ostium of frontal sinus） 亦称额窦开口，位于额窦底，呈漏斗状引流到额隐窝等处，因此，窦的引流系统呈沙漏状，又称额漏斗。额窦口最窄处称额鼻峡部，此部位的后骨壁因隆起而被称为额突，多有筛前动脉走行。额窦引流通道所处的区域或空间为额隐窝。额窦引流方式分为直接引流至中鼻道的额隐窝和经筛漏斗引流至中鼻道两种类型，以前一种引流方式为主，约占80%。可以根据钩突上部的附着位置判断额窦开口或引流的位置和方向（图 1-3-1）。当钩突上端附着在颅底或中鼻甲根部时，额窦经筛漏斗引流到中鼻道；当钩突上端附着在眶纸样板时，额窦直接引流到中鼻道的额隐窝。

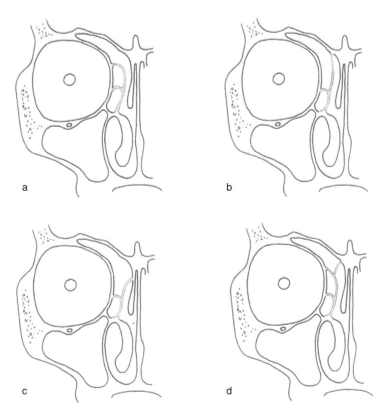

**图 1-3-1 钩突附着方式与额窦引流方式的关系**
a—钩突上部附着于眶纸样板，额窦直接引流到中鼻道；
b~d—钩突上部附着于颅底或中鼻甲根部及钩突上端分叉，额窦引流到筛漏斗

额窦可有一侧或双侧均不发育者，占 3%~5%。按发育情况，气房位于额骨内侧板与外侧板之间的垂直部，或位于眶板内的水平部。额窦发育过度时，窦腔可扩大到蝶骨大翼、蝶骨小翼、鸡冠、上颌骨额突、鼻骨及颞骨等部位，以扩展到鳞部和眶上部较多见，致使窦腔各壁的骨质菲薄或

缺如，窦内的黏膜直接与脑膜或眶内组织相接，易于发生感染扩散。额窦缺失较多见，发生率约为1%。单侧缺失多见于炎症后或外伤，双侧缺失多见于先天性畸形。

## 二、上颌窦

上颌窦（maxillary sinus）是位于上颌骨体内的气腔，为鼻窦中最大一组，出生后即有窦腔存在，随年龄增长而扩大，15~18岁基本发育完毕，平均容积为15ml。上颌窦窦腔位于上颌骨体内，形似横置的三面锥体。基底为鼻腔外侧壁，顶向颧突，5个壁厚薄不一（图1-3-2，图1-3-3）。

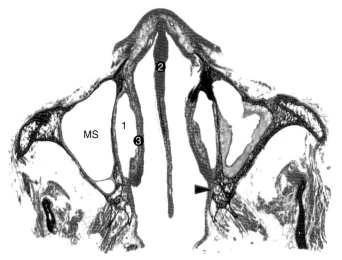

**图1-3-2　颅骨标本水平切片（HE染色）**

1—下鼻道，2—鼻中隔，3—下鼻甲，MS—上颌窦，▲—腭大孔

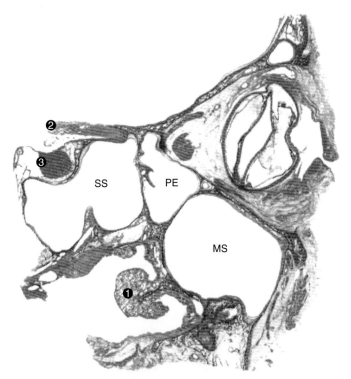

**图1-3-3　颅骨标本斜矢状位切片（HE染色）**

1—下鼻甲，2—视神经，3—垂体，MS—上颌窦，PE—后组筛窦，SS—蝶窦

1. **前壁** 较光滑，中部有一前窝——尖牙窝，此处骨壁较薄，为鼻外科手术入窦腔的入路。

眶下孔（infraorbital foramen）：在尖牙窝的上方，与眶下管相连。其孔径男性为 5.7mm×3.7mm，女性为 6.1mm×3.8mm。眶下孔距眶下缘的距离：男性为 8.9mm，女性为 8.4mm。

2. **后外侧壁** 此壁由后向前斜行，与前壁相连，中后 1/3 骨质有时极薄如纸，此壁构成翼腭窝和颞下窝的前壁。骨壁中部有小孔数个，为牙槽孔，内有牙槽上神经走行。

3. **内壁** 为鼻腔外侧壁的一部分，后上方有上颌窦自然开口通入中鼻道，开口高，不利于引流。在鼻内镜术中，可依据鼻后囟的特点行上颌窦的自然开口扩大和开窗术，改善窦内的通气和引流。

4. **上壁** 上颌窦顶形成眶的下壁，骨壁薄，骨壁内有从后向前走行的眶下管和眶下沟，内有眶下神经及伴行的血管由此出眶下孔至尖牙窝，有时可有先天性裂隙，神经和血管直接走行于上颌窦黏膜下，无骨壁保护，手术时易损伤。

5. **下壁** 为上颌骨的牙槽突。如发育良好，双尖牙及磨牙根均位于此壁内，牙槽与上颌窦之间仅以一薄骨壁相隔。如有骨质缺如（出现率为 4.15%~20%），牙根可直接与上颌窦黏膜相通，极易引起相互感染。

6. **上颌窦自然开口（NOMS）** 为上颌窦的黏膜部开口，位于中鼻道，呈椭圆形或圆形。直径约 3mm，多数位于筛漏斗的中部或后部。上颌窦常有 1~3 个不等的上颌窦副口（accessary ostium，AO），副口多位于筛漏斗后方的后囟处，出现率为 25%~43%。临床手术常于此处行上颌窦开窗术，在生理功能上优于下鼻道上颌窦开窗术（图 1-1-7）。

7. **上颌窦骨隔（bone septum of maxillary sinus）** 上颌窦腔内可有骨性薄板，将窦腔分隔成 2 个或多个小腔。出现率为 0.2%~2.6%。窦内可有各种方位的完全或不完全性骨隔，如分成前后两腔可使前室开口于中鼻道，此类型出现率约为 1.6%，临床上可导致引流不畅、漏诊或手术不完全。有文献报道，双侧上颌窦腔于牙槽骨处可有沟通。上颌窦过度发育时，窦腔内气房从各骨壁向外扩展，相互之间形成隐窝，造成术中观察困难。窦腔不发育者少见，同时可伴有鼻及颜面畸形。窦腔发育不完全者，多因窦内松质骨吸收不良，窦腔周围骨壁增厚或骨壁突入腔内，如牙槽骨过厚、尖牙窝下陷、鼻腔外侧壁向窦内膨入。窦腔发育较差者，腔底高于鼻腔底 6~9mm，术中易导致误入鼻腔。

## 三、筛窦

筛窦（ethmoid sinus）又称筛迷路、筛骨复合体，位于筛骨内，呈蜂房状，结构复杂，变异很大。筛窦左右各 1 组，出生后已具雏形，青春期发育成熟。筛窦气房（简称筛房）平均为 3~18 个，筛窦大致为前窄、后宽、上窄、下宽的长方体，成人筛窦的前后径为 4~5cm，上下径为 2.5~3.0cm，前部宽 <1cm，后部宽约 2cm，容积为 8~10ml。筛房内有黏膜附着，前组与后组筛房之间有中鼻甲基板相隔，使前组与后组筛房互不相通。前组筛房较后组筛房数量多，但较小。筛房因开口不同，分为开口于中鼻道的前组筛房和开口于上鼻道的后组筛房。依据后组筛房的结构特点，后组筛房可分为扁平型和锥体型两种类型。扁平型后组筛房的外侧壁即纸样板，从前组筛房向后组筛房直行向后走向眶尖；锥体型后组筛房的外侧壁明显位于前组筛窦外侧或蝶窦外侧，然后向内弯曲走向视神经管内壁，此种由外向内弯曲的外侧壁，在后筛手术中易造成视神经的损伤。

1. **前壁** 由额骨的筛切迹前缘、鼻骨嵴和上颌窦的额突构成。筛窦气房发育过度，如气房向前发育，可使额骨的眶板气化形成额筛气房，当炎症发生时与额窦炎不易区分；气房突入额窦底部，构成上颌窦的顶部，形成眶下筛房，根据气房起源分为前组与后组筛窦眶下气房；气房出现在额窦口周围，可导致狭窄、额窦引流不畅；气房向上颌骨及眶下板发展，形成筛上颌气房，使上颌窦缩小；还可使泪骨气化为筛泪气房；气房可使鸡冠气化为筛鸡冠气房，致使筛板的前后、高低不一，术中易损伤颅底（图1-3-4）。

2. 后壁 与蝶窦的前壁相邻。后组筛窦过度发育可使气房向蝶骨大翼、蝶骨小翼、蝶窦前方或前上方扩展，形成蝶筛气房（sphenoethmoid cell，Onodi气房），使蝶窦挤压缩小，此时后组筛窦的外侧壁为视神经管内侧壁的一部分，也可能邻近颈内动脉，手术中应十分小心，避免意外。

3. 内壁 鼻腔外侧壁的上部，组成上、中鼻甲，最上鼻甲、鼻丘和钩突等结构。筛房也可发展入鼻丘、鼻甲、钩突等结构内，形成筛甲等气房。

4. 外壁 借眶板（纸样板）与眼眶相隔，壁薄如纸，构成眶内壁的主要骨板。可有部分不全者，易发生相互感染和术中入眶损伤眶内容物。纸样板呈长方形，前接泪骨，后接蝶骨，上接额骨眶板，下接上颌骨眶壁。纸样板与额眶板接缝处有筛前孔和筛后孔，内有同名血管通过。筛前孔距眶内侧缘1.98cm，筛后孔距筛前孔1.3cm。筛后动脉距视神经0.9cm。筛前动脉较筛后动脉粗，之间有1~2支副筛动脉（占38%），距筛前动脉0.55cm。由于动脉在内侧壁位置特殊，术中不慎离断，两断端可分别向骨质内和眶内退缩，造成止血困难。

5. 上壁（筛顶） 为额骨眶板内侧部，即额骨的筛小凹，是颅前窝底的一部分。在筛板的外侧部，筛板常较筛窦上壁略低，所以筛窦内侧壁顶部的一部分隔薄骨板直接邻近颅前窝。筛板与筛顶两骨交角处骨质薄弱，易遭损伤，引起脑脊液鼻漏。筛板损伤常因手术推力过猛，或牵拉扭转过度而引起，由于手术不易直接达到该区，故直接损伤少见（图1-3-5）。

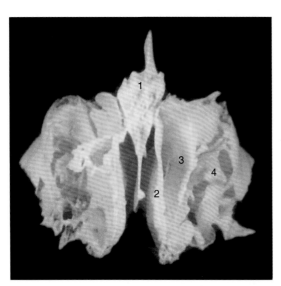

图1-3-4 筛骨前面观
1—鸡冠，2—中鼻甲，3—钩突，4—筛窦

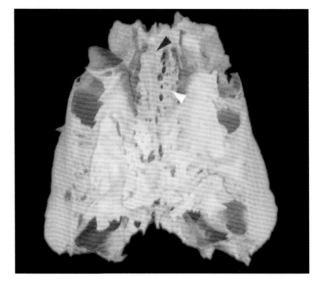

图1-3-5 筛骨上面观，呈前窄后宽样
▲—鸡冠，△—筛板

6. 下壁 常为筛泡的下壁。筛窦可使上、中鼻甲前端的鼻丘、钩突等均气化，构成泡形鼻甲，致相应的鼻腔引流不畅，此种情况的出现率为12%。

筛窦发育不全者极其少见。有2%的后组筛窦因蝶窦气化良好，向前伸展而与前组筛窦相接，使后组筛窦发育受阻而缺如。

## 四、蝶窦

蝶窦（sphenoid sinus）位于蝶骨体内，由蝶骨中隔分为大小不等的左右两腔。出生后蝶窦仅为鼻软骨囊后下方的囊性腔，3~4 岁渐向蝶骨前壁的后下方扩展，14 岁可达成人状，随颅骨发育而增大。成人蝶窦容量为 0.05~30ml，平均为 7.5ml，高 20mm，宽 18mm，前后径为 12mm。蝶窦气房主要位于蝶骨体，但常可延伸至蝶骨大翼、小翼和翼突。较大的蝶窦腔常将窦腔周围的神经、血管、垂体包被在窦内，气房甚至可延伸入枕骨基底部，如视神经管和视神经、颈内动脉管和颈内动脉、圆孔管和上颌神经、翼管和翼管神经等结构都可突入窦腔内。蝶骨是复合骨。蝶骨小翼和前床突在蝶板前相连，前床突构成视神经管的上、外、下边界，以及眶上裂的内上缘。蝶骨大翼位于前床突的外下方，形成眶上裂的外下缘和眶壁的部分，蝶骨大翼前缘是颅中窝的前内界。蝶骨翼突形成翼腭窝的后内边界。蝶窦前上与颅前窝的视神经、视交叉相毗邻，上和外侧与颅中窝的垂体及海绵窦中的颈内动脉、眼神经、动眼神经、滑车神经、展神经相毗邻，外下与上颌神经、翼管神经相毗邻（图 1-3-6，图 1-3-7）。

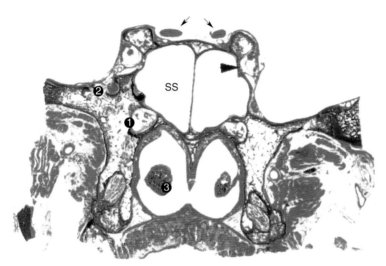

图 1-3-6 经蝶窦冠状位切片（HE 染色）

1—翼管神经，2—圆孔，走行三叉神经第二支，3—下鼻甲，SS—蝶窦，▲—颈内动脉隆突，→—视神经

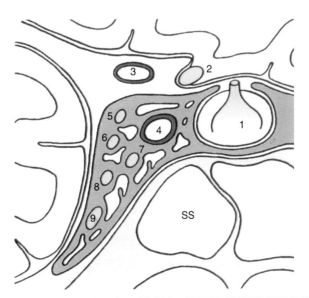

图 1-3-7 经蝶窦冠状位切面模式图，显示鞍区周围解剖结构关系

SS—蝶窦，1—垂体，2—视神经，3、4—颈内动脉，5—动眼神经，6—滑车神经，
7—展神经，8—眼神经，9—上颌神经；粉红色结构为海绵窦

1. 前壁　蝶窦前壁与筛窦后壁融合时也称蝶筛板，呈向前隆凸，为各壁中最薄者。前壁上 1/3 处有蝶窦开口，距筛板 5~7mm，窦口呈卵圆形。15 岁以下儿童，蝶窦开口呈裂隙状。前鼻棘至蝶窦前壁的距离平均为 5.20~5.58cm。手术开放窦口时应避免损伤蝶窦开口垂直线的外下方蝶腭孔处的蝶腭动脉。前壁下 1/3 处有蝶腭动脉的鼻后中隔动脉，经此到达鼻中隔。前壁与外侧壁交接处有颈外动脉的咽升动脉和腭升动脉等动脉支通过，手术时应避免损伤。

2. 后壁　隔骨板与颅后窝的脑桥和基底动脉相邻。此骨壁的薄厚程度与蝶窦的发育有关，如蝶窦过度气化，此壁可菲薄。

3. 外壁　隔骨板与颅中窝相邻，此骨壁可有缺如。Fujii 等（1979）报道骨板先天性缺如者占 4%。其外侧即海绵窦，窦内有颈内动脉和展神经纵行穿过，海绵窦的外侧与硬脑膜间有动眼神经、滑车神经和眼神经穿过。骨壁上有多个小静脉小孔，借此蝶窦与海绵窦相通。蝶窦发育较好，此壁向外凸出，可使双侧视神经管和颈内动脉突入窦腔，甚至管壁可缺损，由颈内动脉及海绵窦构成蝶窦的外壁，术中易引起颈内动脉损伤、视神经损伤等意外发生，导致严重后果。

4. 内壁　为蝶窦中隔，将两侧蝶窦分开，此隔菲薄，常有偏曲。有报道偏离中线者占 28%，无间隔者达 47%~55%。如右蝶窦发育较好，可包绕左蝶窦。每侧蝶窦内可有骨隔，将每侧窦腔分为 2 个或更多。水平状间隔较多见，分隔成的上端窦腔，有开口于上、中鼻道；下端窦腔的开口仍在蝶筛隐窝处。

5. 上壁（鞍底）　其骨壁的薄厚与蝶窦的发育有关，呈前高后低状，前部与视神经交叉相邻，后部与垂体窝相邻，临床根据此壁的发育情况，决定垂体部的手术径路（图 1-3-8）。

6. 下壁　骨质较厚，为鼻咽顶部，此壁外侧有翼管纵行，内走行翼管神经。如蝶窦向下过度发育，翼管也可突入蝶窦的下壁，有骨质缺损时，管内神经暴露于窦内，炎症可通过翼管或已气化的大翼前方扩散到翼腭窝处的蝶腭神经节，引起蝶腭神经节综合征。蝶窦气化扩散到后下方的枕骨基部，可与脑桥、延髓、基底动脉、侧窦和岩下窦相接近。

7. 视神经管隆突（optic canal eminence）　如蝶窦腔发育过大，视神经管向蝶窦窦腔突入，甚至此隆起可突入后组筛窦内、后组筛窦与蝶窦交界处或蝶窦外侧壁而呈骨性隆突。突于蝶窦内较明显者约占 40%，蝶窦内穿过者约占 1%，其余为紧邻者。隆突骨板厚 0~3.0mm，厚度小于 0.5mm 者约占 78%。

8. 颈内动脉隆突（internal carotid artery eminence）　位于蝶窦外侧的中部或后部，出现率为 53%，骨板厚 0~1.5mm。术中操作不慎可导致大出血，后果严重。

9. 蝶窦分型　蝶窦根据气化程度的分型尚未统一，国内卜国铉（1965）将蝶窦分为未发育型、甲介型、鞍前型、半鞍型、全鞍型、枕鞍型。国外 Hammer（1969）将蝶窦分为甲壳型、鞍前型、鞍型。以下简要介绍 Hammer 分型。

（1）甲壳型（硬化型）：蝶窦未发育或较小，其后壁距蝶鞍骨质超过 10mm，约占 3%。

（2）鞍前型：蝶窦部分发育，后壁位于蝶鞍前方，占 11%~24%。

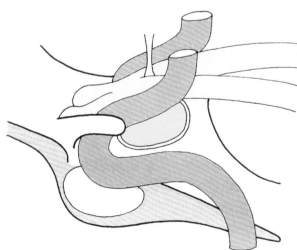

**图 1-3-8　鞍区背面观模式图**
显示视交叉（黄色）、颈内动脉（粉红色）和垂体（淡蓝色）间的解剖结构关系

（3）鞍型：蝶窦发育充分，包绕蝶鞍的前、下及后部，占75%~86%，此型适合蝶鞍手术。

10. 蝶窦发育过度 蝶窦可向蝶骨各部伸展，如大、小翼，前、后床突及蝶嘴，与大、小翼基底部的视神经、颈内动脉、海绵窦、三叉神经，眶上裂处的动眼神经、滑车神经和展神经相接近。蝶窦的病变可致以上神经、组织的损伤，引起眶尖、眶上裂、海绵窦、垂体等部位的并发症和综合征。

### 五、鼻腔和鼻窦的血管、神经、淋巴

1. 动脉 主要来源于颈外动脉的上颌动脉和颈内动脉的眼动脉。

（1）上颌动脉：在翼腭窝处分出3支动脉，分别是蝶腭动脉、眶下动脉及腭大动脉。蝶腭动脉穿蝶腭孔入鼻腔，分出鼻后外侧动脉和鼻中隔后动脉等小分支，分别供应上颌窦、额窦、蝶窦、鼻腔外侧壁的后下部、鼻腔底和鼻中隔的后下部；眶下动脉出眶下孔，供应鼻腔外侧壁的前部及上颌窦等；腭大动脉出腭大孔后前行于切牙管进鼻腔，供应鼻中隔前下部。

（2）眼动脉：在眶内分出2支，即筛前动脉及筛后动脉。筛前动脉供应前、中筛窦和额窦，以及鼻腔外侧壁和鼻中隔的前上部。筛后动脉则供应后组筛窦及鼻腔外侧壁。

2. 静脉 大致与动脉伴行，鼻前部引流至面前静脉，后部引流到蝶腭静脉，上部引流至筛静脉，并与颅内静脉关系密切。

3. 鼻腔和鼻窦的神经 鼻腔的神经包括嗅觉神经、一般感觉神经和自主神经。一般感觉神经来自三叉神经的眼神经和上颌神经。眼神经分出筛前、后神经至鼻腔前部；上颌神经分出鼻后上、后下神经的外侧支分别至中、下鼻甲，上牙槽的前、中、后支至上颌窦，司鼻外感觉。分出的眶下神经的鼻内、外支到鼻外和鼻前庭。鼻腔黏膜血管的收缩、舒张及腺体分泌，由交感、副交感神经支配。其中交感纤维来自颈内动脉交感神经丛组成的岩深神经至鼻腔和鼻窦，副交感纤维来自面神经分出的岩浅大神经。

4. 鼻腔和鼻窦的淋巴 鼻前庭组位于鼻腔前部，与鼻外淋巴管相同。淋巴管穿鼻部各软骨间，汇入颌下淋巴结，少数淋巴管向后汇入其他组的淋巴管。嗅区黏膜组位于鼻腔上部，向后引流到咽鼓管背部的淋巴结。呼吸黏膜组位于鼻腔的后部，为鼻中隔、下鼻甲、下鼻道及中鼻道黏膜中的淋巴网，向后汇至咽鼓管腹部，再汇入颈部淋巴结和咽后壁淋巴结。鼻窦黏膜的淋巴管较少，经其开口处向鼻腔外侧壁回流至咽后壁淋巴结。

（刘 莎）

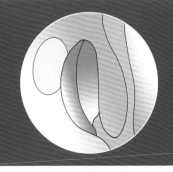

# 第二章 鼻科基本检查

## 第一节 鼻窦 CT 及 MRI

### 一、CT 检查

CT（computed tomography）即计算机断层扫描，最早在 1972 年应用于临床。CT 成像属于 X 线成像，以灰阶表示密度差。与常规 X 线成像不同，CT 以探测器代替胶片，将穿过组织的 X 线衰减信号通过计算机处理后建立图像；CT 应用断层扫描技术，可以形成组织的断层图像。因此，CT 具有更高的密度分辨率和清晰度，没有组织间图像的重叠，使检查部位的解剖结构及病变组织显示得更加清晰。鼻腔和鼻窦 CT 不仅能提示黏膜病变的严重程度，更能及时发现鼻腔和鼻窦解剖结构变异、鼻息肉形成。

1. 灰度、密度和 CT 值　灰度是指被检查器官和组织对 X 线的吸收程度，临床上常用高、中、低密度来描述。对于头颅 CT 检查，骨组织为高密度，呈白色；空气为低密度，呈黑色；肌肉等软组织为中密度，呈灰色。而在分析图像时，为了准确识别病变组织，常用 CT 值来表示组织的密度。CT 值的单位是亨氏单位（Hounsfield unit，Hu），将水的 CT 值定义为 0Hu，空气为 –1000Hu，骨皮质为 +1000Hu。不同组织的 CT 值有所不同，如脂肪为 –90~–70Hu，软组织为 +20~+50Hu，因而可通过 CT 值的大小判断组织结构。

鼻窦 CT 中颅骨为高密度影，脑组织、眶内组织、面部软组织、鼻窦内黏膜为中等密度影，鼻窦内所含气体为低密度影。通常可通过鼻窦骨质、所含空气和软组织的不同密度影判断鼻窦内病变范围和程度。与正常鼻窦 CT（图 2-1-1a）比较可看出，慢性鼻窦炎患者筛窦黏膜炎症病变较重（图 2-1-1b），双侧筛窦、上颌窦内大量软组织密度影，双侧上颌窦和筛窦内不含气。

2. CT 检查的相关概念

（1）扫描基线（图 2-1-2，图 2-1-3）：鼻部扫描基线主要有 2 条：一是听眶线，即外耳道中点与眶下缘间的连线；二是听眦线，即外耳道中点与同侧眼外眦的连线。两条线间大约成 12°角。鼻部扫描范围下起硬腭，上达额窦顶，前自鼻骨，后至蝶窦后缘。左右包括双侧额窦和筛窦。扫描层厚和层距决定了 CT 图像的分辨率。层厚是指扫描的组织厚度，层距是指每层断面之间的距离，通常层厚为 2mm，层距为 5mm。为了识别微小病变达到高分辨的目的，可进行薄层连续扫描。

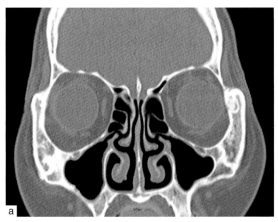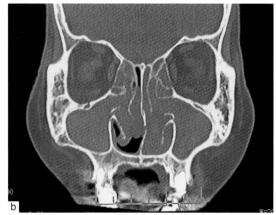

图 2-1-1　鼻窦 CT

a—正常鼻窦 CT，b—慢性鼻窦炎的鼻窦 CT 表现

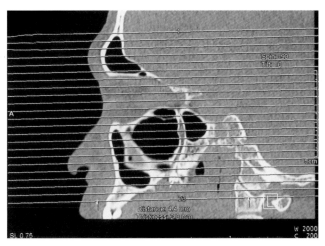

图 2-1-2　轴位 CT 扫描（取平卧位，扫描基线为
听眶线或听眦线，层厚 0.75mm，连续扫描）

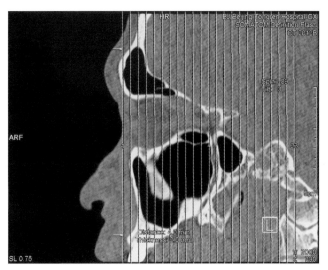

图 2-1-3　冠状位 CT 扫描（取仰卧头过伸位或俯卧背屈位，
扫描基线与颅底垂直，层厚 0.75mm，连续扫描）

（2）窗宽和窗位：在进行 CT 扫描时，为了使病变部位或目标扫描区域显示得更加清晰，可调节窗宽和窗位。窗宽是指 CT 图像中包括 16 个灰阶的 CT 值范围。窗宽越大，可显示的 CT 值范围越大，可显示的组织类别越多，但组织类别分辨率会越低，即相似组织间分辨率下降。窗宽越小，可显示的 CT 值范围越小，可显示的组织类别越少，但相似组织间分辨率高。窗位是指所要观察或显示的某组织的 CT 值。选择观察组织的 CT 值进行观察，可使图像更清晰。如观察组织为黏膜，则窗位定为 40Hu 左右；观察骨组织，窗位定位 350Hu 左右。

（3）扫描体位（图 2-1-4）：①轴位，又称水平位，是鼻部最基本的扫描体位。扫描平面与听眶线或听眦线平行。②冠状位，扫描平面与轴位垂直。螺旋 CT 的冠状位图像是利用轴位扫描数据重建获得的。使用普通 CT 扫描机时，需要二次扫描分别得到轴位和冠状位的 CT 图像。③矢状位，扫描平面既与轴位垂直，也与冠状位垂直。螺旋 CT 也是通过轴位扫描数据重建获得的。普通CT 不能进行矢状位扫描。高分辨率 CT 靶扫描，矩阵 512×512，层厚 2mm，层距 5mm，连续扫描，采用骨算法重建。轴位和冠状位扫描，窗宽 1500~2000Hu，窗位 150~200Hu。采用骨算法重建的CT 图像能清楚地显示黏膜病变和鼻窦引流通道，以及骨和软组织的关系。扫描基线：轴位扫描采用听眶下线，冠状位扫描基线与听眶下线垂直。

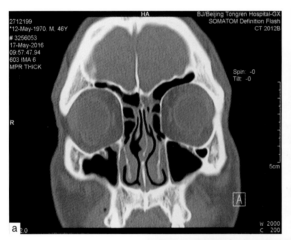
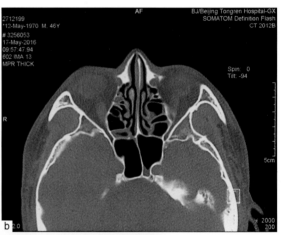
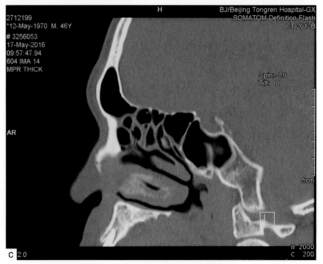

图 2-1-4　不同扫描体位的 CT 片

a—冠状位 CT，b—轴位 CT，c—矢状位 CT

3. CT扫描方法

（1）普通扫描（平扫，plain CT scan）：这是CT基本的扫描方法。扫描轴位图像时，先扫描头部侧位定位图像，在定位图像上确定扫描基线，进而选定扫描范围、层厚和层距。定位图像上的平行线显示准备扫描的层面。在使用普通CT机扫描冠状位图像时，需二次扫描。螺旋CT机只需在轴位图像的基础上进行图像二维或三维重建，同样，也可在冠状位图像上确定重建矢状位的层面。

（2）增强扫描：是在静脉中注射对比剂后再进行扫描的方法，主要用于检查病变组织是否含较多血管。对比剂为水溶性有机碘，有离子型和非离子型两类。鼻窦增强CT常用的对比剂是60%~76%泛影葡胺，非离子型对比剂是碘帕醇注射液（商品名为碘比乐）和碘普罗胺注射液（商品名为优维显）等。注射剂量为50~70ml，注射速度为3ml/s。当对比剂注射后，血供丰富的病变组织中对比剂含量增高，CT图像上表现为密度增高影（CT值增高），称为"被强化"。强化程度可分为轻度、中等和显著强化等不同等级。另外，增强扫描还可使畸形血管、血管瘤及恶性肿瘤等病变组织密度明显增高，具有重要的鉴别意义。

（3）薄层扫描：对于小的组织器官或小的病变，如视神经管、内听道、听小骨，可做薄层扫描，层厚为1~2mm，层距为5mm或10mm。

（4）造影扫描：指对某一器官或部位先做造影，再进行扫描，如脑池造影、脊髓造影等。

（5）高分辨率CT扫描（high resolution CT，HRCT）：是常规CT平扫的一种补充。HRCT检查时，薄层（1~1.5mm）扫描加用高空间频率算法（high spatial frequency algorithm）重建图像（512×512矩阵），应用小的显示野重建技术。HRCT有良好的空间分辨率，能显示微小的组织结构，如中耳、内耳、视神经管、肺小叶等。

（6）CT血管造影（CT angiography，CTA）：是一种损伤性很小的血管造影技术，必须具备两个条件才能完成，一是螺旋CT扫描，二是计算机三维重建技术。基本原理是在以螺旋CT进行一次屏气、连续、快速的容积扫描的同时，静脉快速团注对比剂，使血液密度增加，一般情况下，经肘静脉注射对比剂后20s左右为动脉期，50s左右为静脉期。所采集的容积数据经三维重建形成立体图像（图2-1-5）。

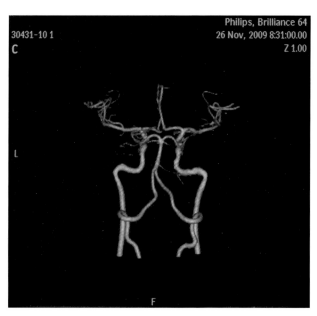

图2-1-5 CTA颈内动脉三维重建立体图像

## 二、MRI 检查

磁共振成像（magnetic resonance imaging，MRI）是利用磁共振这一物理现象使人体内部解剖结构得以显示的一种成像方法。MRI 的优点是对软组织显示较好，对确定炎症范围及评价鼻窦炎颅内和眶内并发症有优越性。鼻腔和鼻窦常规应用自旋回波（spin echo，SE）序列扫描，通常应用头部表面线圈以提高图像质量。

MRI 扫描体位有轴位、冠状位、矢状位及任何方向的断层图像，在鼻窦扫描中最常用的是轴位、冠状位和矢状位。MRI 扫描时间参数有回波时间（time of echo，TE）和脉冲重复时间（time of repetition，TR），改变时间参数即可改变 $T_1$ 和 $T_2$ 弛豫时间及质子密度对图像亮度的影响，从而改变组织间信号对比。使用短 TR 和短 TE，可获得 $T_1$ 加权像；使用长 TR 和长 TE，可获得 $T_2$ 加权像；而使用长 TR 和短 TE，则可得到 N（H）加权图像。$T_1$ 加权像对解剖结构显示良好，$T_2$ 加权像对病变组织显示良好。人体不同组织在 $T_1$ 加权像和 $T_2$ 加权像中显示不同的灰度。

鼻窦 MRI $T_1$ 加权像可清晰显示不同的解剖结构。正常鼻窦内含气，窦壁黏膜菲薄，不足 1mm，一般影像检查时不显示。病变组织呈特征性的 $T_1$ 加权像表现，从而可判断病变范围（图 2-1-6）。

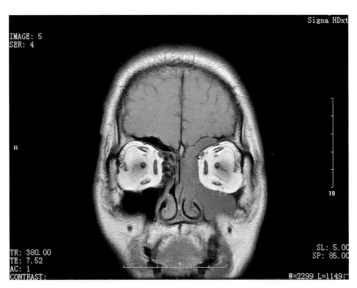

**图 2-1-6　鼻窦 MRI 冠状位 $T_1$ 加权像**
左侧鼻腔、筛窦和上颌窦的占位性病变，呈略短 $T_1$ 信号

正常鼻窦的窦腔骨壁有薄层骨皮质包裹，在 MRI 上呈低信号或无信号黑线。筛窦骨间隔菲薄，只能借助黏膜高信号来反映。窦周骨质较厚的部位内含骨髓组织，似脂肪呈高信号，以颧骨、额骨和硬腭为明显。就黏膜增厚而言，MRI 比 CT 更敏感，常规 CT 看不到的黏膜变化可能在 MRI 发现。3 岁以下幼儿鼻窦黏膜丰富，显示率远较成人为高。除非有临床症状，否则不应认为是炎症。变应性鼻炎患者鼻窦黏膜常有受累，窦壁黏膜增厚水肿，MRI 表现为窦壁黏膜 $T_1$ 中等偏低信号，$T_2$ 高信号。

MRI 增强扫描是经静脉注射对比剂后再扫描的方法（图 2-1-7），主要用于检查病变或组织是否含有较多的血管。对比剂有顺磁性和超顺磁性两种，顺磁性阳性对比剂可缩短 $T_1$ 时间，故在 $T_1$ 加权像为高信号；超顺磁性对比剂可使 $T_2$ 时间缩短，故在 $T_2$ 加权像呈低信号。在鼻部 MRI 中多采用顺磁性对比剂，即 $T_1$ 加权像增强扫描。增强后血供丰富的组织呈 $T_1$ 加权像信号增高影，如恶性

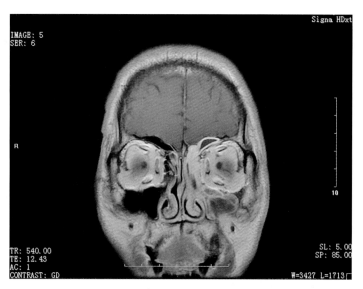

图 2-1-7  鼻窦 MRI T₁ 加权增强图像

肿瘤性病变在增强后明显强化，与周围组织差别明显，能够清晰地显示肿瘤的边界，对肿瘤侵犯范围的判断采用 MRI 增强扫描较有优势，显示更为清楚。对于肿瘤术后病例，采用 MRI 增强扫描时，复发的肿瘤组织可增强，而纤维瘢痕组织则不增强，从而可对两者进行鉴别。

磁共振血管成像（magnetic resonance angiography，MRA）可通过动脉流空效应对动脉进行三维重建，从而清晰显示动脉的走行及与肿瘤组织的相互关系。

# 第二节  鼻阻力检查

鼻阻力检查用于测定呼吸时气流在鼻腔的阻力。鼻阻力是指当气流通过鼻腔时受到狭窄部位的阻挡和鼻腔各结构的摩擦所产生的摩擦力和反作用力，占呼吸道总阻力的 50%~55%。一般情况下，鼻腔最狭窄的部位是鼻瓣区，因而该部位鼻阻力最大。当鼻腔黏膜存在炎症、感染、占位性病变时，鼻阻力会有改变，从而可通过鼻阻力检查对鼻腔病变进行客观评定。鼻阻力检查是一种较敏感的客观测量方法，在生理情况下可能受到鼻周期、鼻翼活动、鼻内分泌物、药物、体位等多种因素的影响。

## 一、基本原理

鼻阻力测量仪由三部分，即压力传感器、呼吸气流传感器和数据处理装置组成（图 2-2-1）。压力传感器可检测前后鼻孔的压力差，呼吸流速描记器可测量鼻腔气流量。这两个数据通过转换器转变为电信号，经载波放大器放大后，分别得到压力曲线和鼻腔气流量曲线，将两数据进行处理后，可绘制出压力 – 鼻腔气流量曲线。根据公式：鼻阻力（$R$）$= \Delta P/V$，计算出 $R$ 值；其中，$\Delta P$ 为前后鼻孔压力差，$V$ 为鼻腔总气流量。双侧鼻腔总鼻阻力（$R_t$）：$R_t = R_l \times R_r / (R_l + R_r)$ 或 $1/R_t = 1/R_l + 1/R_r$，$R_l$ 为左侧鼻腔阻力，$R_r$ 为右侧鼻腔阻力。鼻阻力的单位为 Pa/（cm³·s）。通常 $\Delta P$ 采用 75Pa 和 150Pa 两种。检测时，应在 4~5min 内完成，这时可以认为在测量中鼻腔充血状态是近似一致的，从而保证检测的准确性。

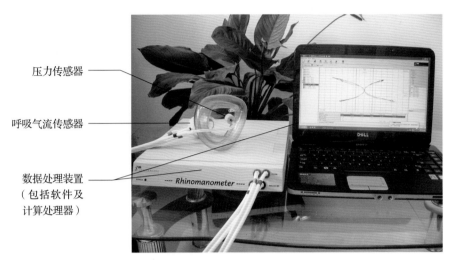

压力传感器

呼吸气流传感器

数据处理装置
（包括软件及
计算处理器）

图 2-2-1 鼻阻力测量仪

## 二、检测方法

1. 面罩法检测鼻腔气流量　将面罩以适当压力扣于面部，使口鼻部密封，将一侧鼻腔用鼻塞封闭，让受检者平静呼吸，进行检测。

2. 主动前鼻测量法（active anterior rhinomanometer）　是国际鼻测压计标准委员会推荐的国际通用的鼻阻力测量法。该方法的基本原理是将封闭侧前鼻孔的压力等同于对侧后鼻孔的压力，通过检测非受检侧前鼻孔的压力，可得到受检侧的后鼻孔压力，从而计算受检侧鼻腔前后鼻孔的压力差，再通过公式计算得到检测数值。方法是：将压力传导管放置于非受检侧前鼻孔，使之与前鼻孔间无空隙。压力传导管连接测压计，可检测到非受检侧前鼻孔的压力，即得到受检侧后鼻孔的压力。因受检侧前鼻孔开放，故以大气压作为受检侧前鼻孔压力，计算后可得到受检侧前后鼻孔的压力差（$\Delta P$）。用面罩测量受检者平静呼吸时受检侧鼻腔气流流速（$V$）。根据公式 $R = \Delta P / V$ 计算出受检侧鼻阻力。再根据公式 $R_t = R_1 \times R_r / (R_1 + R_r)$ 计算出总鼻阻力。该方法简便、易操作，但在鼻中隔穿孔及鼻腔完全阻塞时不能使用。

# 第三节　声发射鼻腔测量

## 一、概述

1989 年 Hilberg 等首先提出将声反射技术应用于鼻腔测量。通过采用声反射法、注水测量法、鼻阻力值测量及 CT 扫描等 4 种方法对尸头浇铸模型、正常人、鼻中隔偏曲患者和鼻肿瘤患者的鼻腔进行测量，认为鼻声反射测量（acoustic rhinometry）作为一种评估鼻腔空间结构的方法具有较高的准确性，为客观评估鼻腔通气状况提供了一种较为理想的方法。

## 二、基本原理

鼻声反射仪（图 2-3-1）的基本原理如图 2-3-2 所示，其激发装置在 2 个电极之间瞬间放电产生声波，沿声波导管（其截面积是已知的）传播，通过麦克风经鼻腔探头进入鼻腔。为保证鼻腔探

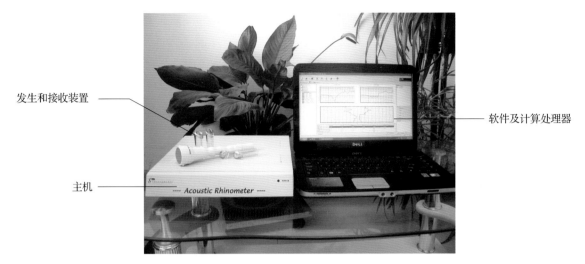

图 2-3-1　鼻声反射仪的构成

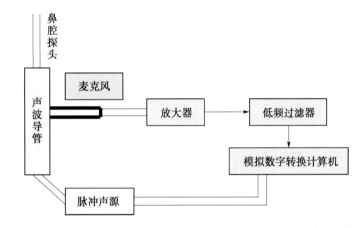

图 2-3-2　鼻声反射仪的示意图，由脉冲声源（由激发装置和置于声波导管两端的 2 个电极组成）、
声波导管、鼻腔探头、麦克风、放大器、低频过滤器和模拟数字转换计算机组成

头游离端能与鼻孔紧密接触，配有不同口径的探头。由于鼻腔不同部位的截面积不同，相应的声导抗也不同，导致反射的声波不同。这些反射回来的声波再次被麦克风接收，模拟信号经放大、过滤后，以 40kHz 的采样频率计数，所得数据传入计算机，经相应的软件处理后转换成面积 – 距离函数，并绘成相应的曲线。声波在管道中沿一定方向传播时，声导抗的变化和管道截面积的变化成反比。向鼻腔中发射已知频率的声波，将其与反射回来的声波相比较，如果已知气道入口的截面积，那么就可以根据反射波遇到的声导抗来计算气道的截面积，根据声波反射回来所用的时间和声速计算该截面积距气道入口的距离，得到鼻腔的截面积 – 距离函数曲线，再根据该曲线和鼻腔的特定解剖结构，可以计算出距前鼻孔一定距离的容积。

　　正常人鼻声反射测量的面积 – 距离函数曲线上会出现 3 个向下凹陷的切迹（图 2-3-3）。第一个较为明显的切迹代表鼻腔最狭窄的部位，即鼻瓣区；在正常人中，该切迹多代表了鼻腔的最小横截面积（minimum cross-sectional area，MCA）；此切迹一般位于距离前鼻孔约 2cm 的位置（distance from MCA to nostril，MD）。在鼻声反射曲线中，我们还可以发现在第一切迹前有一个小切迹出现，有人会误认为这个小切迹是鼻瓣区，其实不然；我们更倾向于此小切迹对应骨性前鼻孔的位置，在拟行前鼻孔成形术的患者中，此切迹有明显的临床意义。第二个切迹反映的是中鼻甲前端对应的鼻腔横截面积；此切迹的位置较为固定，一般位于距离前鼻孔 4~5cm 处；在鼻息肉等患者中，此切迹会发生位置的改变或消失。第三个切迹的位置变化较大；有学者认为其反映的可能是中鼻甲后端所对应的横截面积，或上鼻甲前端对应位置的横截面积。第二个和第三个切迹位于中鼻道区域，是解剖变异较大及病变好发的部位，因此变化较大。通过计算机，我们可以根据面积－距离曲线得到距前鼻孔任意距离的横截面积、鼻腔的 MCA 和距前鼻孔一定距离的鼻腔容积（nasal cavity volume，NCV）。目前大多数学者认为，位于第一个切迹附近的 MCA 是反映鼻腔通畅程度较为理想的指标。

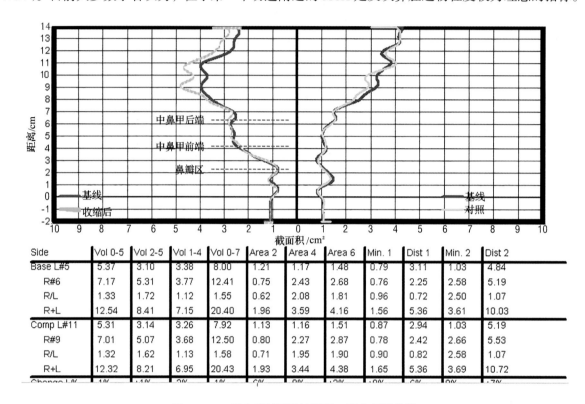

| Side | Vol 0-5 | Vol 2-5 | Vol 1-4 | Vol 0-7 | Area 2 | Area 4 | Area 6 | Min. 1 | Dist 1 | Min. 2 | Dist 2 |
|---|---|---|---|---|---|---|---|---|---|---|---|
| Base L#5 | 5.37 | 3.10 | 3.38 | 8.00 | 1.21 | 1.17 | 1.48 | 0.79 | 3.11 | 1.03 | 4.84 |
| R#6 | 7.17 | 5.31 | 3.77 | 12.41 | 0.75 | 2.43 | 2.68 | 0.76 | 2.25 | 2.58 | 5.19 |
| R/L | 1.33 | 1.72 | 1.12 | 1.55 | 0.62 | 2.08 | 1.81 | 0.96 | 0.72 | 2.50 | 1.07 |
| R+L | 12.54 | 8.41 | 7.15 | 20.40 | 1.96 | 3.59 | 4.16 | 1.56 | 5.36 | 3.61 | 10.03 |
| Comp L#11 | 5.31 | 3.14 | 3.26 | 7.92 | 1.13 | 1.16 | 1.51 | 0.87 | 2.94 | 1.03 | 5.19 |
| R#9 | 7.01 | 5.07 | 3.68 | 12.50 | 0.80 | 2.27 | 2.87 | 0.78 | 2.42 | 2.66 | 5.53 |
| R/L | 1.32 | 1.62 | 1.13 | 1.58 | 0.71 | 1.95 | 1.90 | 0.90 | 0.82 | 2.58 | 1.07 |
| R+L | 12.32 | 8.21 | 6.95 | 20.43 | 1.93 | 3.44 | 4.38 | 1.65 | 5.36 | 3.69 | 10.72 |
| Change L% | 1% | 1% | 2% | 1% | | 0% | | 2% | 8% | 0% | 7% |

图 2-3-3　鼻声反射测量的面积－距离函数曲线

## 三、临床应用

（1）为研究正常人鼻声反射测量的相关参数，北京同仁医院耳鼻咽喉头颈外科测量了 103 例（206 个）正常成年人的鼻腔 MCA 及其 MD 和 0~7cm、2~5cm、0~5cm 的 NCV，结果表明，男性单侧鼻腔的 MCA 及 0~7cm、2~5cm、0~5cm 的 NCV 均值均大于女性，MD 的平均值男女之间差异无统计学意义。正常人中 MCA 与体重、身高、年龄及体质指数的相关性很小。另外有研究发现，月经周期、吸烟、运动、温度、湿度等都能影响测量参数。

（2）鼻声反射测量常用来观察变应性鼻炎患者鼻腔黏膜充血状态的改变，如变应原激发试验和药物疗效等。鼻声反射测量还可用于评估鼻腔的解剖结构，并对手术疗效进行评估。

（3）变应原激发试验可用来判定变应性鼻炎和评价药物应用后的疗效，变应性鼻炎主要变化发生在下鼻甲，而鼻声反射测量能特异性地反映下鼻甲的变化，因而在研究变应原激发试验中有其独到的优势。图 2-3-4 和图 2-3-5 分别为变应性鼻炎患者用药前后应用鼻声反射测量得到的双侧鼻腔 MCA 的变化，并与内镜下鼻塞症状的缓解情况相比较，如图 2-3-6 和图 2-3-7 所示，可发现两者是一致的。故鼻声反射测量结果可作为鼻黏膜功能变化的客观评价指标。

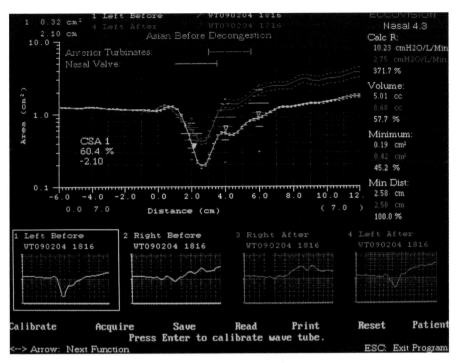

**图 2-3-4　变应性鼻炎患者左侧鼻腔测量结果**

绿色曲线显示为正常状态下鼻声反射仪描绘出的曲线，可通过距离前鼻孔的距离显示鼻腔不同结构的截面积。蓝色曲线显示药物收缩鼻腔后鼻声反射仪描绘的曲线。通过与绿色曲线比较，可发现鼻甲黏膜对麻黄碱收缩的敏感性，从而推论鼻甲黏膜功能

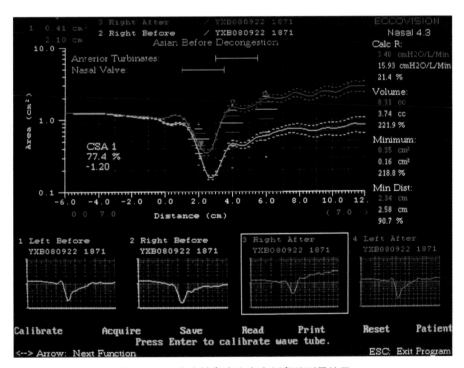

**图 2-3-5　变应性鼻炎患者右侧鼻腔测量结果**

蓝色曲线显示为正常状态下鼻声反射仪描绘出的曲线，可通过距离前鼻孔的距离显示鼻腔不同结构的截面积。红色曲线显示麻黄碱收缩鼻腔后鼻声反射仪描绘的曲线。通过与蓝色曲线比较，可发现鼻甲黏膜对麻黄碱收缩的敏感性，从而推论鼻甲黏膜功能

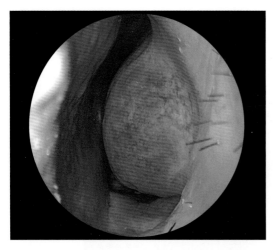

图 2-3-6　鼻内镜图像（左侧下鼻甲，收缩前）
此时鼻声反射检测的曲线为图 2-3-4 中的绿色曲线

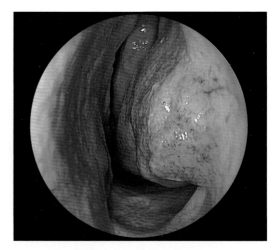

图 2-3-7　鼻内镜图像（左侧下鼻甲收缩后，可见中鼻甲）
此时鼻声反射检测的曲线为图 2-3-4 中的蓝色曲线

# 第四节　鼻腔嗅觉功能检查

## 一、概念

嗅觉功能障碍是一种复杂的临床症状和疾病，嗅觉减退或失嗅是鼻科疾病的常见症状，因此，嗅觉功能检查是鼻科疾病检查、诊断的常规方法。进行嗅觉检查时常用的基本概念如下。

1. 嗅素　是指能散发出气味的物质。

2. 嗅阈　是指单位时间内引起嗅细胞最小兴奋并产生嗅觉反应的嗅素浓度。其中包括：最小气味感受阈（minimum perceptible odor，MPO），指引起嗅觉反应的最小嗅素浓度，即刚能闻到气味的嗅素浓度；最小气味辨别阈（minimum identifiable odor，MIO），指能引起识别气味的嗅觉反应的最小嗅素浓度，即刚能辨别气味类别的嗅素浓度。

## 二、常用的嗅觉功能评价方法

T&T 标准试嗅法（图 2-4-1）：将花香、果香、腐败气味、粪臭、焦味各分 8 个浓度（$10^{-5}$~$10^{-2}$），每个浓度对应 1 个分数，分别用 –2、–1、0、1、2、3、4、5 分表示，将患者对 5 种嗅素的识别阈的分数总和除以 5，即为平均嗅阈，并以此判断受试者的嗅觉功能。平均值小于 –1 分为嗅觉亢进，0~1.0 分为嗅觉正常（1 级），1.1~2.5 分为轻度减退（2 级），2.6~4.0 分为中度减退（3 级），4.1~5.4 分为重度减退（4 级），≥ 5.5 分为完全丧失（5 级）。为减少由于患者的经历和知识背景不同而产生的对嗅素认知的影响，将相似的嗅素名称及正确答案写在提示卡片上，当患者对某种嗅素表述困难时提供选择参考，以提高测试的准确性。测试需在通风良好、无背景气味的环境中进行。

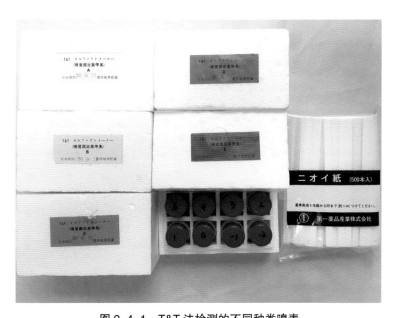

**图 2-4-1　T&T 法检测的不同种类嗅素**

每种嗅素包括 8 种不同浓度，通过相同大小的滤纸蘸取等量嗅素液进行检测，
使实验具有可重复性和平行性

（崔顺九）

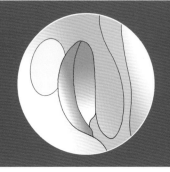

# 第三章 眼科基本检查

## 第一节 视功能及眼部一般检查

### 一、视功能检查

视功能检查包括视觉心理物理学检查（如视力、视野、对比敏感度、暗适应、色觉、立体视觉等）和视觉电生理检查两类。

#### （一）视力

即视锐度，主要反映黄斑区的视功能，分远视力与近视力。通常视力测定借助于视力表进行。我国目前常用的远视力表有国际视力表和对数视力表（图3-1-1），近视力表有Jaeger近视力表（图3-1-2）。

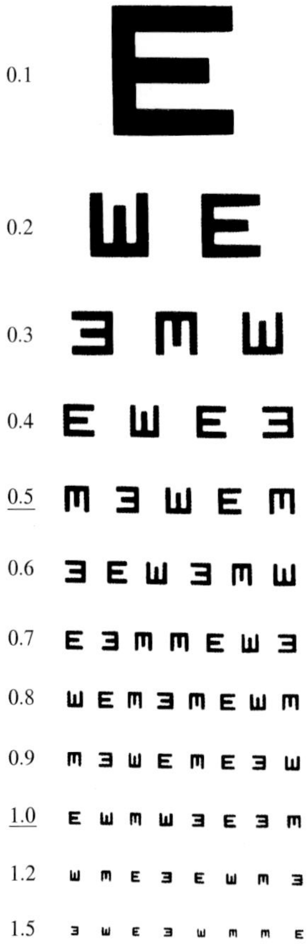

图 3-1-1　Snellen 视力表

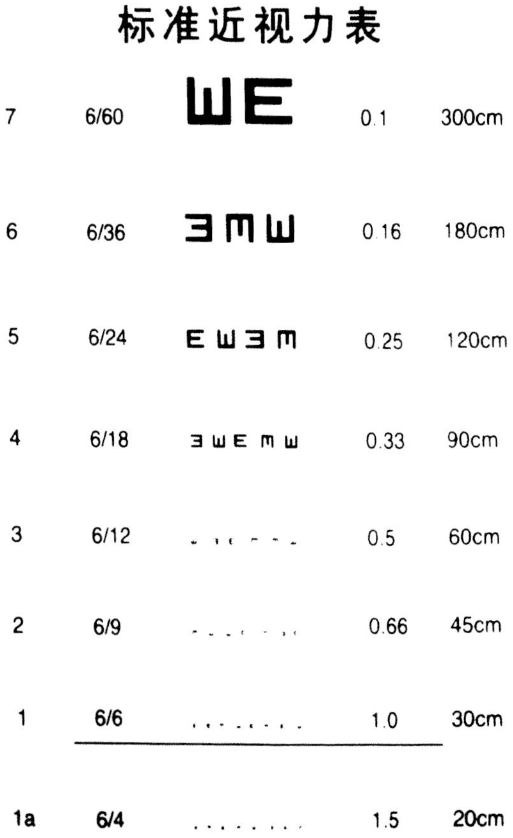

**标准近视力表**

| 7 | 6/60 | | 0.1 | 300cm |
|---|---|---|---|---|
| 6 | 6/36 | | 0.16 | 180cm |
| 5 | 6/24 | | 0.25 | 120cm |
| 4 | 6/18 | | 0.33 | 90cm |
| 3 | 6/12 | | 0.5 | 60cm |
| 2 | 6/9 | | 0.66 | 45cm |
| 1 | 6/6 | | 1.0 | 30cm |
| 1a | 6/4 | | 1.5 | 20cm |

图 3-1-2　Jaeger 近视力表

1. 远视力检查 按所选视力表规定的距离要求，光线充足、稳定。受检者取坐位，眼与标准视力等高，检查时先右眼、后左眼，视标由上而下在 3 秒内辨认。戴镜者先查裸眼视力后，再查矫正视力。如不能辨认最大视标（0.1 行），嘱受检者向前走至刚能辨认 0.1 视标处，其视力为实际距离与标准距离的比值。

如在离视力表 1m 处不能辨认最大视标，改查指数，记录为"指数／能辨认指数的最远距离"。如指数在 5cm 处仍不能辨认，改查手动，能辨认检查者在前方摆动的手记录为"手动"。如不能辨认手动，则查光感和光定位，在暗室中进行，测试能否感觉光亮和光定位。

光感和光定位检查法有烛光检查和视功能仪检查两种方法。①烛光光感检查法：将点燃的蜡烛放于受检眼等高水平，由远及近测单眼 1~6m 不同距离的感光能力。②烛光光定位检查法：受检眼平视前方，烛光源距受检眼 1m，移动烛光至鼻、颞及中央的上、中、下共 9 个方位，嘱患者指认（图 3-1-3）。③视功能仪光感检查法：受检眼距光源 1m，改变光源的亮度，由弱渐强，其强度分别等于 1~6m 的烛光，记录能见的最低亮度即相应距离的光感。④视功能仪光定位检查法：受检眼平视前方，按动视功能仪面板上的 9 个方向光源的开关，嘱患者指认（图 3-1-4）。

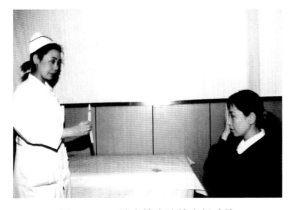

图 3-1-3 烛光检查法检查视功能

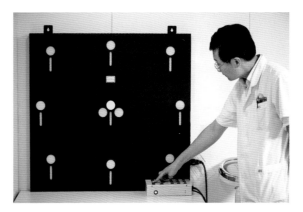

图 3-1-4 视功能仪光感检查法

2. 近视力检查 检查距离为 30cm，用 J1~J7 记录最佳近视力。

**（二）对比敏感度**

对比敏感度是辨认平均亮度下 2 个可见区域差别的能力。通过能显示各种类型的调制光栅的对比敏感度测量仪或条栅图来检测（图 3-1-5）。

**（三）暗适应**

当人进入暗处时对周围物体无法辨认，随时间延长对暗处逐渐适应，可以辨出很弱的光线，其变化呈现为暗适应曲线。在最初 3 分钟内对光敏感度提高很快，以后 4~8 分钟稍减慢并平稳，此为视锥细胞的暗适应过程；在 8~10 分钟又升高增快，到 15~20 分钟后变慢，此段增高是由视杆细胞暗适应引起。整个过程 30 分钟接近高峰，50~60 分钟完成。

**（四）色觉**

色觉反映黄斑部的功能，与黄斑部视锥细胞中视色素代谢密切相关。临床最常使用假同色图检查。假同色图又称色盲本（图 3-1-6）。检查在自然光线下进行，距离为 0.5m，应在 5 秒内读出。正常人以颜色来辨认色彩图，色盲者以明暗来判断。能辨认出，但是辨认困难或辨认时间延长为色弱。

对比敏感度测试系统

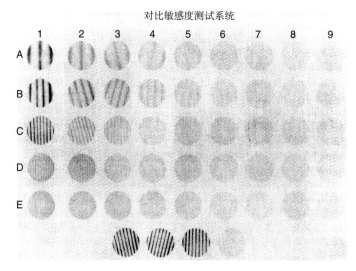

图 3-1-5　Vistech 对比敏感度表

## （五）立体视觉

立体视觉也称深度觉，是感知三维视觉空间、感知深度的能力。双眼单视是立体视觉的基础。许多职业，如驾驶员、绘画雕塑师、精密器械制造加工人员等都要求具备良好的立体视觉。立体视觉可通过同视机（图 3-1-7）、立体视觉检查图等进行检查。

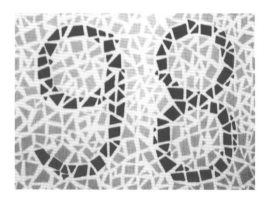

图 3-1-6　色盲检查图

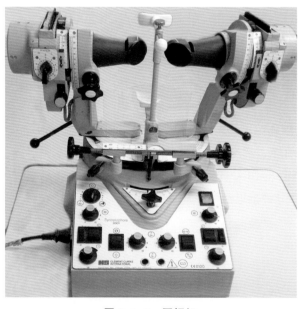

图 3-1-7　同视机

## 二、眼部一般检查

### （一）眼附属器检查

观察两侧眼睑是否对称，形态是否正常，上睑提起及闭合是否正常，睫毛形态、颜色是否正常；观察上下泪小点及泪囊区形态是否正常，挤压泪囊区是否有分泌物溢出，是否有溢泪现象，泪道冲洗可判定泪道梗阻部位；观察睑结膜及球结膜的形态及颜色，是否有充血、乳头、滤泡增生、瘢痕、粘连等；观察眼球位置双侧是否对称，位置是否正常，有无突出及凹陷，运动是否自如；观察眼眶是否对称，触诊是否有缺损、压痛及肿物。

### （二）眼前段检查

眼前段检查有两种方法：一种为斜照法，即一只手持手电筒聚焦照明，另一只手持 13D 放大镜观察；另一种方法为裂隙灯显微镜检查法。临床常用后者检查。

裂隙灯显微镜由光源投射系统及显微镜成像系统组成，可在强光下将眼前段结构放大 10~16 倍而便于观察（图 3-1-8）。通过裂隙灯可以观察眼前段的形态是否正常，是否有充血、出血及新生物；角膜、晶状体是否透明，角膜后是否有角膜后沉着物及其形态，前房是否有闪光及细胞；虹膜纹理及基质是否萎缩，瞳孔形态及是否粘连；前段玻璃体是否有液化、炎症及积血。另外在附加前置镜、前房角镜、三面镜后可以进行房角、玻璃体和眼底的检查。

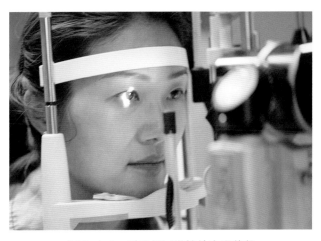

图 3-1-8　裂隙灯显微镜检查眼前段

### （三）眼底检查

1. 直接检眼镜检查　所见眼底为正像，放大约 16 倍，但成像范围小，单眼观察，缺乏立体感，受屈光间质影响大，多用于眼后极部病变的观察，如视神经及黄斑病变（图 3-1-9）。

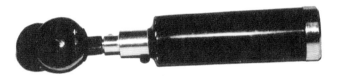

图 3-1-9　直接检眼镜

2. 双目间接检眼镜检查　通过双目间接检眼镜（图 3-1-10）和手持物镜（图 3-1-11）观察眼底，所见眼底为倒像，具有立体感，观察范围较大，但放大倍数小。辅以巩膜压迫器（图 3-1-12a）可以观察整个眼底的病变（图 3-1-12b）。

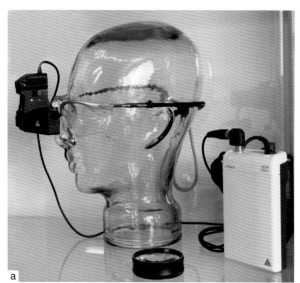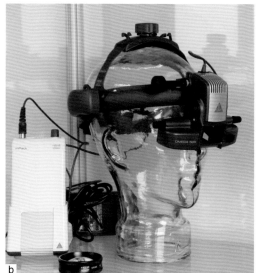

图 3-1-10　双目间接检眼镜

a—眼镜式间接检眼镜，b—头戴式间接检眼镜

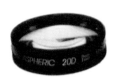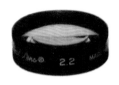

图 3-1-11　非球面物镜

从左起依次为 +20D、+22D、+28D

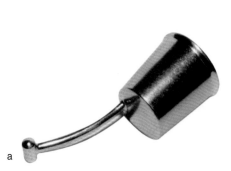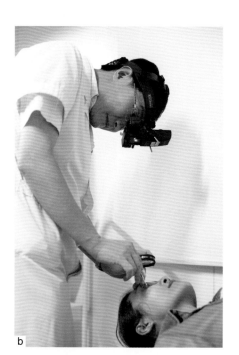

图 3-1-12　巩膜压迫器及使用方法

a—巩膜压迫器，b—辅以巩膜压迫器观察周边眼底

使用方法：充分散瞳，患者取平卧位或坐位。调整好检眼镜的目镜和光源后，左手持物镜置于患者眼前 45~50mm 处，先后极部，再周边，顺序检查全周眼底。

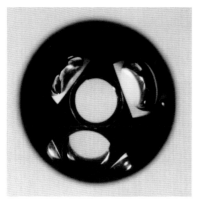

图 3-1-13　三面镜

3. 眼底裂隙灯显微镜检查　在间接检眼镜检查中发现可疑病变，需进一步放大详细检查时可应用此方法。裂隙灯联合三面镜或前置镜可以进行眼底检查，检查周边眼底需要散瞳。

三面镜检查时中央部分接触角膜，观察后极部眼底，另 3 个倾斜角度分别为 75°、67°、59° 的反光镜（图 3-1-13）分别观察赤道后、赤道部及远周边部眼底，所见全为倒像。

裂隙灯联合 90D/78D/ 全检影镜等前置镜（图 3-3-14）检查时镜面不接触眼球，左手持镜固定于眼前（图 3-1-15），配合裂隙灯光线及焦点的移动，可以观察大部分眼底。检查周边眼底时，可嘱患者注视该方向，前置镜向反方向倾斜，所见全为倒像。

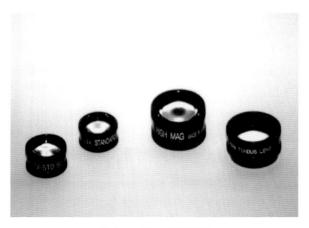

图 3-1-14　非球面镜

左 1、左 2 为 +90D 前置镜，

左 3 为 +78D 前置镜，左 4 为全检影镜

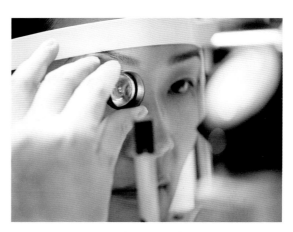

图 3-1-15　裂隙灯下非球面镜查眼底

**（四）眼压检查**

可采用指测法及眼压计测量法。

1. 指测法　对眼压进行简单估计的方法。测量时嘱受检者双眼向下注视，检查者的双手示指尖置于上睑，交替轻压眼球来感觉眼球的硬度。记录时 $T_n$ 表示眼压正常，$T_{+1}$~$T_{+3}$ 分别表示眼压偏高、很高、极高，$T_{-1}$~$T_{-3}$ 分别表示眼压偏低、很低、极低。

2. 眼压计测量法　包括压陷式眼压计（Schiotz 眼压计，图 3-1-16）、压平式眼压计（如 Goldman 眼压计，图 3-1-17）和非接触眼压计（气动眼压计）。术后眼压的测量应选用压平式眼压计，以减少因眼球壁硬度改变而产生的误差。

**（五）瞳孔检查**

正常情况下，瞳孔是位于虹膜中央、直径 2~4mm 且双侧等大、边缘整齐的圆形孔。检查双侧瞳孔是否等大、等圆，位置是否居中，边缘是否整齐，直接及间接对光反射是否灵敏，对于发现眼局部异常或光反射路径的异常都具有很重要的临床意义。

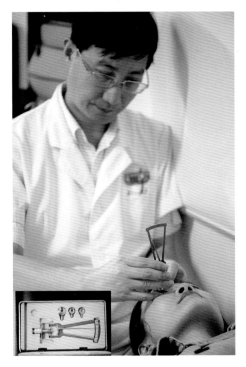

图 3-1-16　Schiotz 眼压计测量眼压

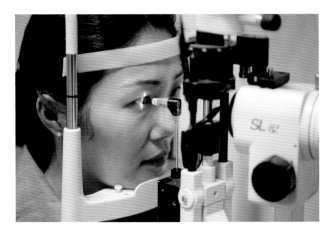

图 3-1-17　Goldman 眼压计测量眼压

1. 瞳孔反射路径　①光反射：传入纤维开始与视神经纤维伴行，至视交叉亦分为交叉和不交叉纤维进入视束，在接近外侧膝状体时从视束分离出来进入中脑顶盖前核，交换神经元后一部分与同侧动眼神经副核（E-W 核）联系，另一部分交叉到对侧动眼神经副核。双侧的传出纤维由动眼神经副核发出，随动眼神经入眶，于睫状神经节换元后支配瞳孔括约肌。②集合反射：传入路与视路伴行到达视皮质；传出路由视皮质发出的纤维经枕叶 - 中脑束到达动眼神经副核和动眼神经的内直肌核，再随动眼神经到达瞳孔括约肌、睫状肌和内直肌，完成瞳孔缩小、调节和辐辏作用。

2. 正常瞳孔反应　①直接对光反射：在暗室内用手电筒照射受检眼，其瞳孔迅速缩小。正常时双眼瞳孔的收缩与散大反应相等。②间接对光反射：在暗室内用手电筒照射另一眼，受检眼瞳孔迅速缩小。③瞳孔集合反射：嘱受检者注视远处目标，立即改为注视前方 15cm 处目标，这时双侧瞳孔缩小。

3. 异常瞳孔反应

（1）与光反射传入障碍有关的瞳孔异常。

黑矇性瞳孔强直：一眼失明后，该眼的直接对光反射及另一眼的间接对光反射消失。

颌动瞬目综合征（jaw winking syndrome, Marcus Gunn phenomenon）：即相对性瞳孔传入障碍（relative afferent papillary defect, RAPD），指轮流遮盖双眼瞳孔时，当遮盖患眼时健眼瞳孔无变化，当遮盖健眼时患眼瞳孔明显散大。此征可以用于鉴别球后视神经炎和伪盲。

阿·罗瞳孔（Argyll Robertson pupil）：由中脑顶盖前区病变引起，表现为瞳孔光反射消失而集合反射正常。一般为双侧，也有单侧发病者。

（2）与光反射传出障碍有关的瞳孔异常。

动眼神经麻痹：常为单侧性。除了瞳孔散大，还有其他动眼神经所支配的眼外肌的麻痹。

埃迪瞳孔：常见于女性，单侧发病。患眼直接与间接对光反射消失，集合反射消失，健眼光反射正常。有时伴膝腱反射或跟腱反射消失。

（3）霍纳综合征（Horner syndrome）：交感神经的损伤导致瞳孔开大肌及上睑板肌（又称 Müller 肌）的麻痹，引起瞳孔缩小、上睑下垂、同侧面部无汗（损伤部位在颈上神经节之前）。

# 第二节　眼眶 CT 及 MRI

## 一、眼眶 CT

CT 的临床应用是医学影像史上的重大突破。CT 检查简便、安全、无痛苦，空间分辨率高，病变显示良好。

CT 检查方法：CT 平扫（即不使用对比剂的情况下检查），扫描平面分为水平面、冠状面和矢状面 3 个平面。扫描层厚为 3~5mm，视神经病变采用 1.5mm 层厚。另外，现代 CT 机有三维重建功能，便于临床应用。增强 CT 指经静脉注射含碘溶液对比剂使病变密度增强后行 CT 扫描。

CT 扫描的适应证：眼眶邻近组织病变，如鼻旁窦及颅内病变；眼及眼眶内异物；眼及眼眶软组织损伤及骨折；怀疑眼眶内占位性病变，如眶内原发性肿瘤、转移瘤；眶内急、慢性炎症；视神经疾病；眼外肌疾病；眶内血管性病变；眼眶骨性眶壁病变；眼眶先天性病变等（图 3-2-1）。

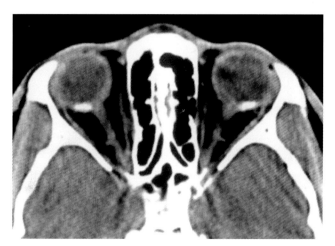

**图 3-2-1　双眼脉络膜骨瘤**
显示双眼底后极部高密度影像

眶内海绵状血管瘤的 CT 表现为肌锥内圆形或类圆形肿物，边界光滑、清楚，肿瘤密度均一，少许有钙化斑，增强扫描后明显强化。颈动脉海绵窦瘘的 CT 表现为眼上静脉扩张，眼外肌肿大，海绵窦扩大。视神经胶质瘤的 CT 表现为视神经管扩大，其内均质软组织密度影，增强扫描后轻度强化。视神经鞘膜瘤的 CT 表现为视神经增粗或管状，可呈车轨征，肿瘤内可有钙化灶。

## 二、眼眶 MRI

MRI 有 4 个成像参数：氢核密度、$T_1$、$T_2$ 和流空效应。由于眼眶内各组织氢原子含量不同，$T_1$、$T_2$ 也各不相同。MRI 对软组织病变显示很敏感，但是对于骨性变化（如骨折）不敏感。因此，眶内骨折及钙化性病变一般采用 CT 检查，而软组织病变（包括眶内容物、视神经及视交叉等病变）

多采用 MRI。

MRI 包括 T$_1$ 加权、T$_2$ 加权和质子密度加权成像，根据水平面、矢状面或冠状面 3 个不同平面的图像进行诊断。眼眶 MRI 常用成像平面为水平面，其次为冠状面。MRI 使用对比剂可以提高眼眶病变的检出率。另外，抑制脂肪高信号、提高其他组织信号的脂肪抑制技术的应用也日益广泛。

MRI 的适应证包括眼内及眶内肿瘤（尤其是眶尖部小肿瘤）、眶内炎症、格雷夫斯眼病、颅内病变等。另外，体内若有金属异物如起搏器、骨钉等，禁行 MRI 检查，因为这些磁性物质在磁场内可以发生移位，从而对身体带来伤害。

眶内皮样囊肿的 MRI 表现为 T$_1$ 加权为高信号，T$_2$ 加权为高信号。黑色素瘤的 MRI 表现为 T$_1$ 加权为高信号，T$_2$ 加权为低信号（图 3-2-2）。含液肿瘤的 MRI 表现为 T$_1$ 加权为低信号，T$_2$ 加权为高信号。钙化性肿瘤的 MRI 表现为 T$_1$ 加权为低信号，T$_2$ 加权为低信号。陈旧血肿的 MRI 表现为 T$_1$ 加权和 T$_2$ 加权均为高信号。格雷夫斯眼病的 MRI 表现为眼外肌肿大，T$_1$ 加权为低信号，T$_2$ 加权为高信号。颈动脉海绵窦瘘时，因海绵窦和眼上静脉内血液流动较快，T$_1$ 加权和 T$_2$ 加权均为无信号。

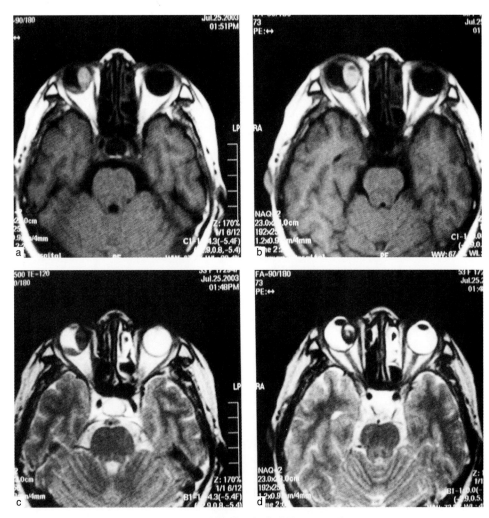

图 3-2-2 脉络膜黑色素瘤的 MRI 图像

a、b—瘤体 T$_1$WI 呈高信号，c、d—瘤体 T$_2$WI 呈低信号

## 第三节 眼眶超声检查

医学超声成像利用超声波在人体组织交界面处发生声反射的特性进行成像。眼科常用的超声扫描模式有显示一维图像的 A 型超声、显示二维图像的 B 型超声及彩色多普勒超声。

### 一、各种超声成像的特点

1. A 型超声 A 型超声可以探测探头到回声源的距离，且回声的波峰高度由反射面的性质决定。A 型超声轴向分辨率高，显示一维图像。检查时使用 8MHz 的笔式探头，声束垂直于检测面进行探测（图 3-3-1）。与眼球接触时需行表面麻醉。

2. B 型超声 B 型超声通过扇形或线阵扫描两种模式进行扫描，显示回声光点强弱的二维图像。B 超探头为 8MHz 的聚焦探头，探测深度为 40~60mm，轴向分辨率为 0.12mm。扫描时，探头接触眼睑（需用耦合剂）或结膜（需行表面麻醉），垂直于检测平面扫描，有轴位扫描、横向扫描及纵向扫描 3 种方式（图 3-3-2）。

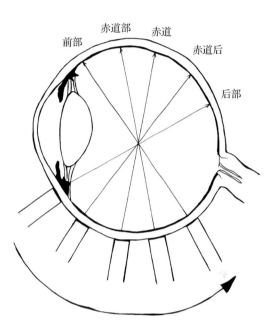

**图 3-3-1 A 型超声扫描示意图**

探头从角膜缘向穹窿部滑动以探测对侧眼球壁

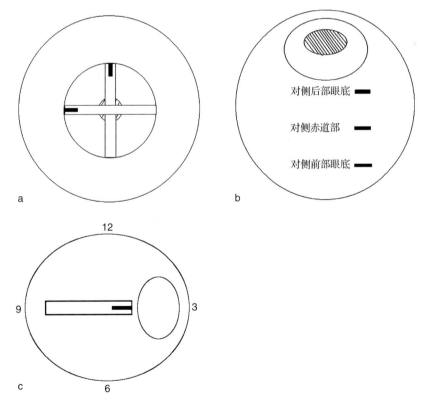

**图 3-3-2 B 型超声的扫描方式**

a—B 型超声轴位扫描（水平轴位及垂直轴位扫描）；b—B 型超声横向扫描（右侧为探头位置，左侧为所扫描的对侧眼底）；

c—B 型超声纵向扫描（探头置于眼球颞侧，标志指向角膜缘）

3. 彩色多普勒超声 彩色多普勒超声成像是在二维 B 型超声显像基础上，将经过处理的血流信号以彩色方式实时叠加于黑白图像上，以便于观察血流的分布。红色表示血流朝向探头，蓝色表示血流方向背向探头。同时以多普勒频谱进行血流参数的测定（图 3-3-3）。

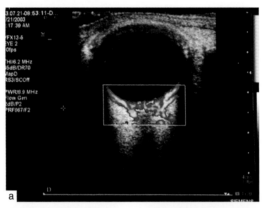

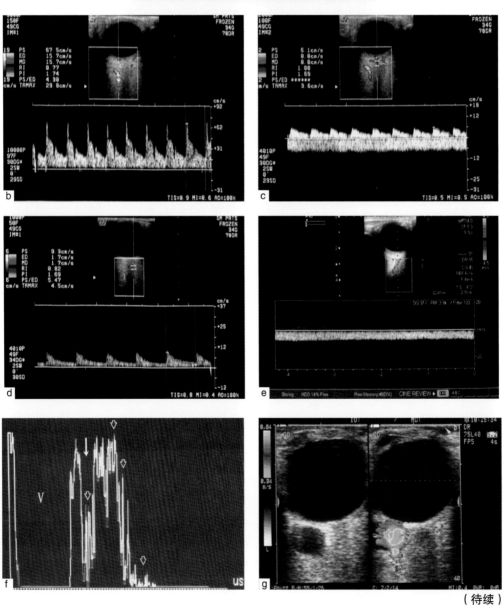

（待续）

（续图）

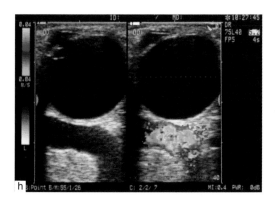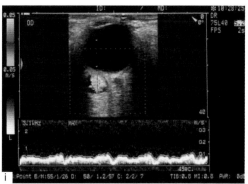

**图 3-3-3　眼部彩色多普勒超声图像**

a—眼球血管超声图像。b~e—眼部血管的正常频谱图像。b—眼动脉。c—视网膜中央动脉。
d—睫状后短动脉。e—眼上静脉。f~i—颈动脉海绵窦瘘。f—A 型超声图像，显示眼上静脉扩张。
g—彩色多普勒血流显像，显示扩张的眼上静脉的垂直切面。h—彩色多普勒血液显像，
显示扩张的眼上静脉的水平切面。i—动脉化的静脉频谱

## 二、眼眶超声检查方法

眼眶超声检查分为经眼法和眼周法扫描。经眼法的检查方法同眼内超声探查，只是观察的重点位于球后。眼周法是探头避开眼球向眶内扫描的方法（图 3-3-4），多用于眶前部病变，如泪腺疾病等。

眶内良性占位性病变一般表现为边界清楚、其内回声规则的病变。眶内恶性占位性病变多形状不规则，边界不清，内回声不均匀或有声衰减。无回声病变多为含液性病变。弱回声病变可见于视神经胶质瘤、神经鞘瘤、肉瘤、炎性假瘤等。中等回声病变可见于皮样囊肿及泪腺多形性腺瘤。强回声病变可见于眼眶海绵状血管瘤及淋巴管瘤等。

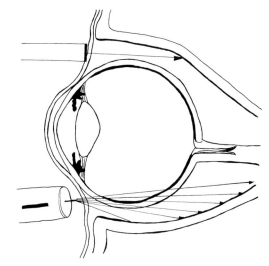

**图 3-3-4　眼周法超声探查**

异常眼眶彩色多普勒超声图主要表现为正常血管的异常改变及血管增生改变。眼眶肿瘤根据其自身特点，瘤体内血管含量不同，囊性病变内不含血流。

眶内海绵状血管瘤的 B 型超声表现为肌锥内圆形或类圆形肿物，边界清楚，强回声，均匀分布。颈动脉海绵窦瘘的彩色多普勒超声表现为静脉显示为动脉血流，呈动脉血流频谱。视神经胶质瘤的 B 型超声表现为管状或梭形视神经暗区扩大，边界清楚，缺乏或低回声；而其彩色多普勒超声表现为肿瘤内缺乏血流信号或信号位于瘤体周边。视神经鞘膜瘤的 B 型超声表现为管状或梭形视神经暗区扩大，边界清楚，缺乏或低回声，而其彩色多普勒超声表现为肿瘤内血流信号丰富。

## 第四节　视觉诱发电位

视觉诱发电位（visual evoked potential，VEP）是视皮质对视觉刺激的一个汇总反应，从视网膜到视皮质任何部位的神经纤维病变都可以产生异常的 VEP。VEP 分为闪光视觉诱发电位（flash VEP）和图像视觉诱发电位（pattern VEP）。

检查时将头皮电极放置于头部两侧枕叶区域（图 3-4-1），参考电极放于耳垂上，通过产生闪光或图像的刺激来记录由此产生的 VEP 波的振幅和潜伏期。闪光 VEP 刺激通常应用在图像刺激无反应时，见于视力较差或没有注视能力的患者。对大多数患者使用图像刺激更有临床价值。

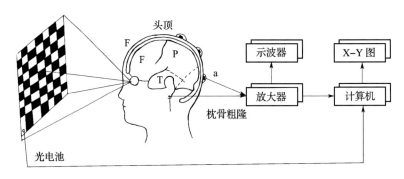

**图 3-4-1　产生和记录视觉诱发电位的方法**
F—额部，P—顶部，a—枕部

## 第五节　眼球突出度检查

透明尺估测法：用两面有刻度的透明尺一端向前放在颞侧眶缘最低处，检查者从侧面观察，读出和记录眶缘至角膜顶点的距离，即为眼球突出度。

Hertel 眼球突出计测量法：将突出计的两端卡在受检者两侧眶外缘，嘱其向前平视，从反光镜中读出两眼角膜顶点投影在标尺上的距离（图 3-5-1）。

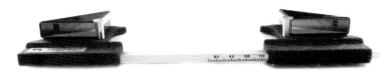

**图 3-5-1　Hertel 眼球突出计**

中国人正常眼球突出度平均为 11.68~13.93mm，双眼相差不超过 2mm，高于或低于此数，可考虑相应眼存在眼球突出或内陷。需注意排除因高度近视、眼睑退缩、眼肌麻痹及眼眶结构异常所导致的假性眼球突出。

眼球突出的方向一定程度上反映了病变的位置。眼球向正前方突出多为肌锥内病变，而眼球偏位突出多为眶壁或鼻窦来源的病变（如肿瘤）。如果眼球突出与患者体位有关或在同侧颈静脉加压后明显，则可能是眼眶静脉曲张。如果眼球突出呈搏动性，听诊可闻及血管杂音，则可能是颈动脉海绵窦瘘所致。

# 第六节　眼外肌及 Hess 屏检查

## 一、单眼运动检查

用于检查眼外肌功能的亢进与不足。检查时遮盖受检者的一眼，嘱其另一眼注视检查者所持视标，并追随视标的移动检查做水平左转、右转，垂直上转、下转，右上转、左上转、右下转、左下转共 8 个方位的检查。

当水平方向眼球向鼻侧运动时，瞳孔内侧缘超过上下泪小点连线；当水平方向眼球向颞侧运动时，角膜颞侧缘超过外眦角；当垂直方向眼球向上运动时，角膜下缘超过内、外眦角连线；当垂直方向眼球向下运动时，角膜上缘超过内外眦角连线，均视为肌肉力量亢进，反之则为减弱。

## 二、双眼运动检查

嘱受检者双眼注视检查者所持视标，并追随视标的移动检查做水平左转、右转，垂直上转、下转，右上转、左上转、右下转、左下转共 8 个方位的检查（图 3-6-1）。双眼眼球运动不足与亢进的判断与单眼相同。注意内眦赘皮的患者患眼内转时须排除假性内直肌亢进。

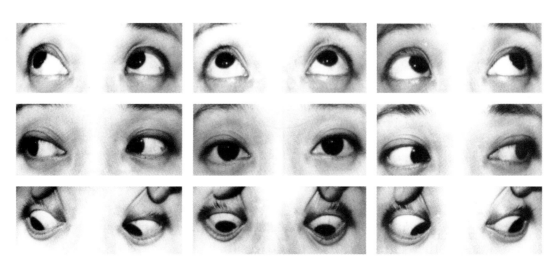

**图 3-6-1　双眼运动检查方法**

## 三、遮盖试验

交替试验：嘱受检者注视视标，检查者交替遮盖受检者的双眼，重点观察去遮盖时该侧眼球是否转动，如有转动可能是隐斜或斜视。

遮盖 – 不遮盖试验：嘱受检者注视视标，遮盖其一眼，然后去遮盖，观察双眼是否转动及转动的方向，同法检查另一眼。①双眼无遮盖时眼位正，遮盖一眼后该眼偏斜，去遮盖时恢复正位，此情况为该眼隐斜。②双眼无遮盖时有一眼偏斜，如果遮盖偏斜眼，双眼都不转动，而遮盖无偏斜眼时，偏斜眼注视视标，去遮盖后恢复偏斜，说明偏斜眼为恒定性斜视。③双眼无遮盖时有一眼偏斜，无论遮盖哪一眼，未遮盖眼注视视标，去除遮盖时，双眼均无转动，为交替性斜视。

## 四、角膜映光法

嘱受检者注视33cm处手电光，检查者于对面观察角膜上反光点的位置。反光点位于瞳孔缘者为10°~15°，位于瞳孔缘与角膜缘水平连线中点时为25°~30°，位于角膜缘时约为45°（图3-6-2）。

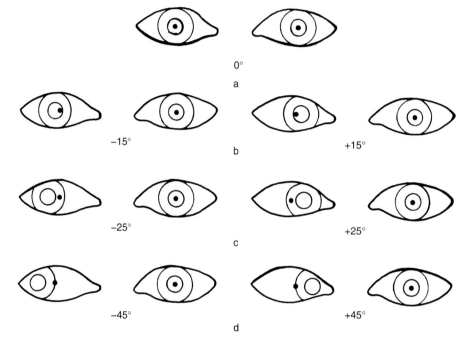

图3-6-2　Hirschberg角膜映光检查法

## 五、歪头试验

此法用于检查垂直运动肌肉的功能。检查时嘱受检者的头沿垂直轴平面向右肩及左肩倾斜，观察双眼的位置及运动是否对称。如果向一侧倾斜，双眼的垂直分离大于向另一侧，则该试验阳性（图3-6-3）。

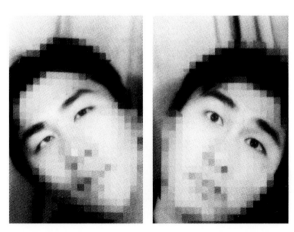

图3-6-3　Bielschowsky歪头试验检查方法

### 六、洋娃娃头试验

可鉴别婴幼儿真性与假性外直肌麻痹，鉴别运动神经核、神经、肌肉的麻痹。

使受检者的头水平向右（或向左）转，观察双眼是否向左（或右）转，如果转动幅度正常可以排除外直肌麻痹。

使受检者突然头后仰、下颌上举或头前倾、下颌内收，观察双眼是否下转或上转，上方注视麻痹时，洋娃娃头试验阳性，可以排除运动神经核、神经、肌肉的麻痹（图3-6-4）。

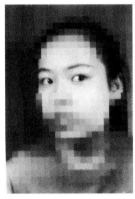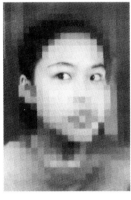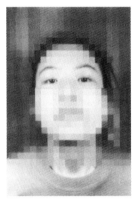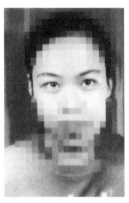

**图 3-6-4　洋娃娃头试验检查方法**
左二图为沿 Fick Z 轴水平方向转头，右二图为沿 Fick X 轴垂直方向转头

### 七、代偿头位检查

观察代偿头位，用于单条眼外肌麻痹的辅助诊断（表3-6-1，图3-6-5），但麻痹性斜视不一定都有代偿头位。

表 3-6-1　单条眼外肌麻痹相应的代偿头位

| 发生麻痹的眼外肌 | | 代偿头位 |
| --- | --- | --- |
| 上直肌麻痹 | 右眼 | 下颌上举，面部右转，头向左肩倾斜 |
| | 左眼 | 下颌上举，面部左转，头向右肩倾斜 |
| 下直肌麻痹 | 右眼 | 下颌内收，面部右转，头向右肩倾斜 |
| | 左眼 | 下颌内收，面部左转，头向左肩倾斜 |
| 内直肌麻痹 | 右眼 | 面部左转 |
| | 左眼 | 面部右转 |
| 外直肌麻痹 | 右眼 | 面部右转 |
| | 左眼 | 面部左转 |
| 上斜肌麻痹 | 右眼 | 下颌内收，面部左转，头向左肩倾斜 |
| | 左眼 | 下颌内收，面部右转，头向右肩倾斜 |
| 下斜肌麻痹 | 右眼 | 下颌上举，面部左转，头向右肩倾斜 |
| | 左眼 | 下颌上举，面部右转，头向左肩倾斜 |

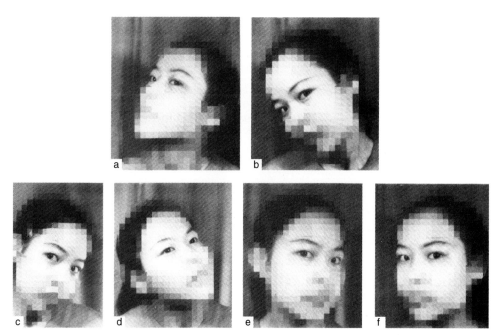

图 3-6-5　右眼上直肌（a）、下直肌（b）、上斜肌（c）、下斜肌（d）、内直肌（e）、
外直肌（f）麻痹的代偿头位形态

## 八、主动收缩牵引试验

表面麻醉后，用镊子夹住所测肌肉同侧的角膜缘，嘱受检者向要求的方向看，检查者向其相反方向用力，感觉肌力的大小，进行双眼比较，判断受检的肌肉收缩力量是否减弱。

## 九、被动牵引试验

表面麻醉后，用镊子夹持所测肌肉对侧的角膜缘，牵拉眼球。如无阻力，说明所测肌肉麻痹；如果有阻力，说明所测肌肉有机械性限制、肌肉挛缩或肌肉筋膜先天异常。

## 十、Hess 屏检查

Hess 屏检查用于查找麻痹眼及功能异常的眼外肌，检测 A-V 型综合征。

Hess 屏装置是 1m² 的金属屏，以 50cm 注视角度于屏上绘出横竖弧线，每两个相邻的交点相距 5°。距中心注视点 15° 的 9 个点组成内框，距中心注视点 30° 的 9 个点组成外框（图3-6-6）。

检查于暗室进行，受检者坐于屏前 50cm 正中位，双眼与中心注视点等高，手持绿光源指示棒。查右眼 / 左眼时，受检者右眼戴红 / 绿镜，左眼戴绿 / 红镜，检查者依次开闭屏上每个点的红灯，受检者用绿光源指示棒指出屏上红点与绿点重合的位置，检查者在 Hess 屏图纸上记录 9 个位置并连成方框，与正常比较。

双眼比较，方框小的一侧为麻痹眼；麻痹眼对应的方框 9 个点中，比正常位置内缩的提示为该方向肌肉功能不足，反之为亢进。

有异常视网膜对应及单眼有抑制的患者不适用此法。

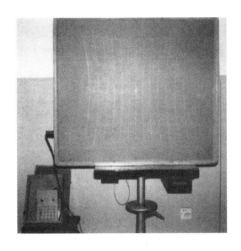

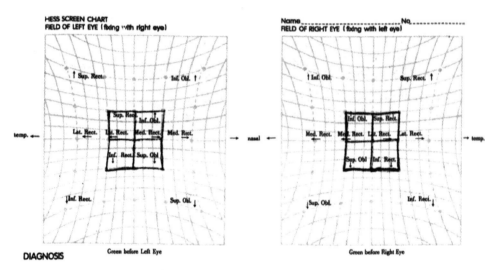

图 3-6-6　Hess 屏装置及正常 Hess 屏图

# 第七节　视野检查

视野是当一只眼向前注视某一点时能同时看到的空间范围。在注视点上所具有的视力为中心视力，占整个视野的 5°，中心视力以外的视力称周边视力。距注视点 30° 以内的范围为中心视野，30° 以外的范围为周边视野。许多眼病尤其是累及视神经及颅内病变时都可以引起视野改变。

正常动态视野的平均值为上方 56°，下方 74°，鼻侧 65°，颞侧 91°。生理盲点的中心在注视点颞侧 15.5°，水平中线下 1.5°，垂直径 7.5°，横径 5.5°。

## 一、视野检查方法

1. 对比法　对比法以检查者自身与受试者的视野做比较，检查者与受试者面对面相距 1m 而坐，遮盖一眼后检查者将手指置于两者之间中线，由外向内移动，嘱患者看到手指即告知，这样比较检查者的右/左眼与受试者的左/右眼的视野范围是否大致相同。对比法的优点在于简单、灵活、方便而快速，但是不能定量，较为粗略。

2. 平面视野计　是一种检查中心 30° 视野的动态视野计（图 3-7-1）。黑屏上标记 5 个相隔 5° 的同心圆和 4 条经线，中心为注视点，生理盲点中心位于注视点颞侧 15.5° 水平线以下 1.5°。受试者距屏 1m，用白色视标检查，用不同大小的视标绘出各自的等视线。

3. 弧形视野计　是一种动态周边视野计，为半径 33cm 的弧形半圆板（图 3-7-2）。依次旋转半圆板检查 12~16 个经线，将各条经线上开始看见视标的角度连接起来就可显示视野范围，将各条经线上看不见视标的点相连即可显示视野缺损区。

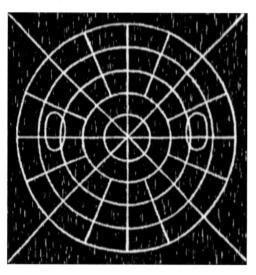

图 3-7-1　平面视野计

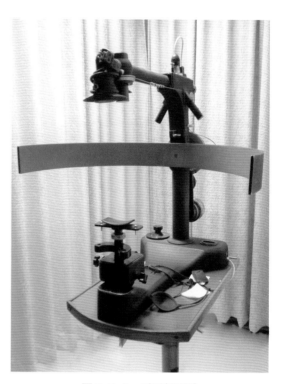

图 3-7-2　弧形视野计

4. Amsler 方格表　Amsler 方格表（图 3-7-3）由线和网格图组成，检查时置于眼前 1/3m，要求用一眼盯住表格中央的点，指出表格中变形、消失或不清楚的区域。可检查 10° 以内的中央视野，每个小方格代表 1° 视角，方便确定缺损的位置。此方法可以用于定性分析黄斑病变及其进展随访，另外还可以发现视神经的中心暗点及旁中心暗点。

5. Goldmann 视野计　为照明均匀、半球形的投射式视野计，半球屏的半径为 30cm，背景光可以矫正，视标的大小、亮度都可以改变，可以用与平面视野计一样的方法绘出等视线及暗点。

6. 自动视野计　是由计算机程序控制的静态定量视野计（图 3-7-4）。根据受试者对光的敏感度检测视野缺损，检查方法分阈上值定性检查、阈值定量检查及快速阈值检查。检查者根据受试者的具体病情选择所需程序，计算机自动记录、分析结果，并可以进行随访。

## 二、病理性视野

在视野范围内，除生理盲点外，出现其他任何盲点均为病理性暗点。

1. 生理盲点扩大　见于视盘水肿、视盘玻璃膜疣、视神经炎等原因引起的视神经病变，一过性白点综合征等视网膜病变及高度近视眼（图 3-7-5）。

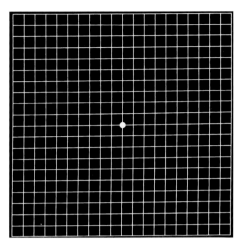

图 3-7-3　Amsler 方格表

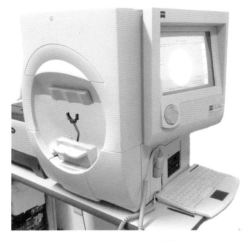

图 3-7-4　自动视野计

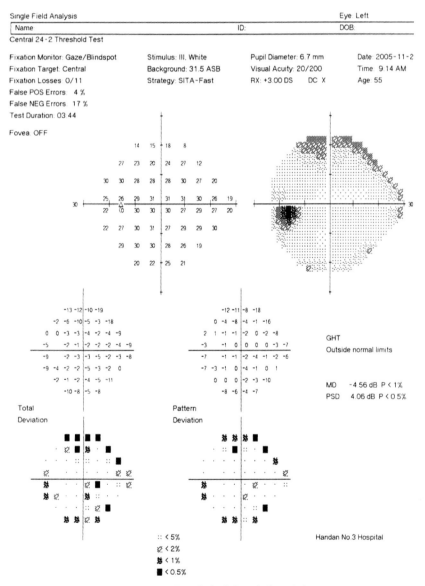

图 3-7-5　生理盲点扩大，旁中心暗点

2. 暗点　中心暗点见于黄斑病变及各种类型的视神经病变。弓形暗点多见于视神经纤维束的损伤，如青光眼、视盘先天性缺损、缺血性视神经病变等。环形暗点见于视网膜色素变性及青光眼等（图3-7-6）。

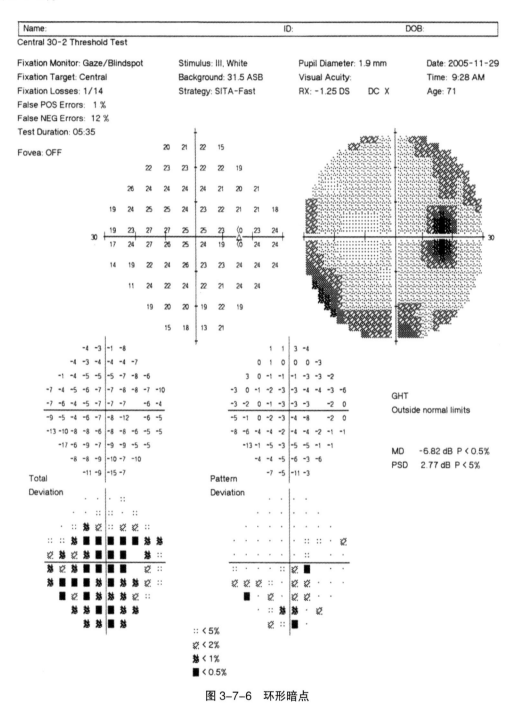

图3-7-6　环形暗点

3. 双颞侧缺损　为视交叉病变所致。双颞侧上方缺损见于垂体瘤，双颞侧下方缺损见于颅咽管肿瘤及下丘脑肿瘤。

4. 同侧偏盲　完全同侧偏盲见于视交叉后损害，舌状同侧损害见于外侧膝状体损害，不一致的同侧偏盲见于视束、颞叶及顶叶的损害；高度一致的同侧偏盲见于枕叶损害（图3-7-7）。

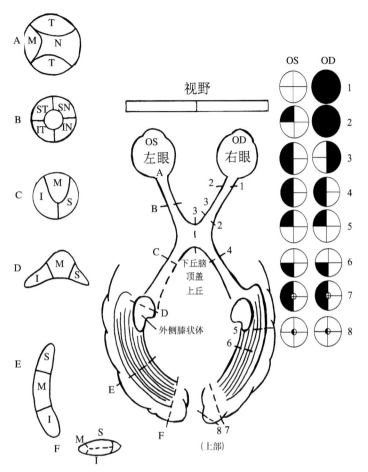

图 3-7-7 视路全程行径中视神经纤维的分布

1~8—视路上不同部位的损害与相应的视野改变，
M—黄斑，I—下方，S—上方，T—颞侧，N—鼻侧，A—视乳头，
B—视神经，C—视束，D—外侧膝状体，E—视放射，F—枕叶

（魏文斌）

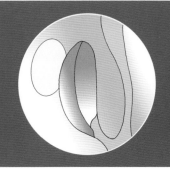

# 第四章 鼻－泪道疾病

## 第一节 泪 囊 炎

### 一、概述

泪囊炎是泪道系统的常见病，按照发病情况分为急性和慢性泪囊炎，按照病因则分为先天性泪囊炎和后天性泪囊炎。泪囊炎的特殊类型是先天性泪囊炎，其病理生理机制为泪道排泄系统的胚胎发育异常。长期观察发现泪囊炎的发生左侧多于右侧，许多情况下，鼻泪管与泪囊窝间形成的角度，右侧大于左侧。

### 二、病理生理学

鼻眼裂是泪道系统的来源。此裂隙区外胚层增厚并嵌入外侧鼻突与上颌突之间的间质中，外胚层细胞索随后形成泪道，先开口于结膜穹窿，而后开口于鼻前庭。对于刚出生的婴儿，位于鼻腔的开口通常未完全打开。泪液排泄系统的上端部分先形成管道，而后与下端管道接合才形成一个连续的腔隙。由外胚层组织实性条索发育成流出道的泪小点先于泪小管形成，泪小管管道又在鼻泪管垂直部形成前发育形成。观察发现泪道系统在解剖学上存在许多变异。

一般来说，眼泪通过两个泪小点排入泪道系统（一个位于上眼睑，一个位于下眼睑）（图 4-1-1）。通常而言，下泪小点的位置比上泪小点稍靠近颞侧。泪小点与泪囊之间的连接部分称为泪小管，它有一段较短的垂直部（平均长度为 2mm）及一段较长的水平部（平均长度 10~12mm）。水平部与垂直部连接部分称为壶腹部，在 90% 的人群中，泪小管水平部交汇形成泪总管。

黏膜折叠形成的 Rosenmüller 瓣膜是泪囊与泪总管连接部位的标志。泪囊位于由泪骨及上颌骨构成的骨性泪囊窝内。泪囊的平均宽度为 4~7mm，长 12~15mm。泪囊内衬黏膜为假复层柱状上皮，结缔组织层之间有大量的淋巴组织及弹性组织。泪囊通常为不规则扁平状，并带有一个塌陷的开口。

泪囊表面被覆来自眶骨膜的泪囊筋膜。眶骨膜在泪后嵴被分开，一层位于骨性泪囊窝里，另一层跨过泪囊至泪前嵴。泪囊黏膜松弛地附着于泪囊筋膜上。但在泪囊后方，是睑板与眶隔前眼轮匝肌深头。在泪囊前方，内眦肌腱覆盖了泪囊的上 2/5。

鼻泪管平均长度为 18mm，直径为 4.5~5.0mm。鼻泪管中存在着多个瓣膜，分别对应发育成鼻泪管的外胚层索的节段性管道化过程中的不同位点。在这些瓣膜之中，最突出的是 Taillefer 瓣、

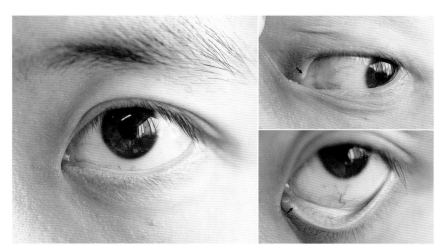

**图 4-1-1　泪小点**

箭头分别示上泪小点和下泪小点

Krause 瓣及 Hasner 瓣（位于鼻泪管与鼻腔黏膜的连接处）。和泪囊相同的是，鼻泪管也是由假复层柱状上皮覆盖。

　　泪骨、上颌骨、筛骨构成了骨性鼻泪管。其前壁、外侧壁、后壁大部分由上颌骨组成。泪骨构成了内侧壁上部分，而筛骨的下鼻甲突构成了下方的内壁。鼻泪管在鼻腔黏膜的开口位于下鼻甲下方距下鼻甲前缘 5~8mm 处（图 4-1-2）。泪骨和上颌骨额突一起围成泪囊窝。泪前嵴和泪后嵴分别构成泪囊窝的前、后界。

　　泪囊窝宽度为 4~8mm，高度为 15mm，深度为 2mm。尽管筛房的数量及位置有相当大的变异，但在 40%~60% 的患者中，筛房将泪囊窝与鼻腔隔开。泪囊窝位于中鼻甲前端的水平面上。

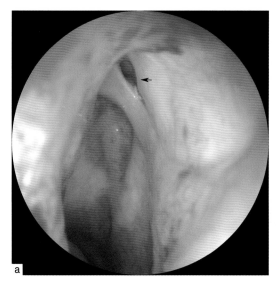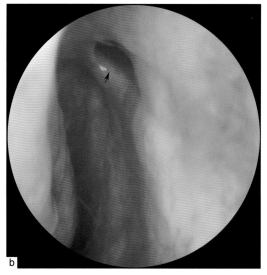

（待续）

（续图）

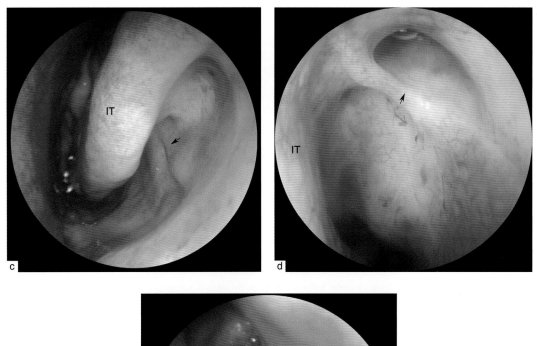

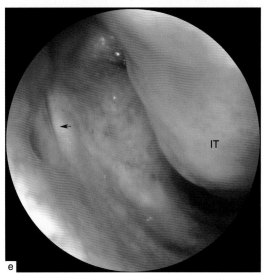

图 4-1-2　不同形态的鼻泪管鼻腔开口，位于下鼻道前端鼻腔外侧壁

➤—鼻泪管开口，IT—下鼻甲

## 三、流行病学

短头颅的个体与长头颅或者中型头颅的个体相比，泪囊炎的发病率更高。因为短头颅的个体，其鼻泪管入口处的直径更为狭窄，鼻泪管也更长，泪囊窝也更狭窄。此外，鼻子扁平、面部窄的个体，泪囊炎的发病率也会更高，大概是因为其骨性鼻泪管狭窄。

1883 年，Nieden 记录了遗传性泪道系统炎症有 9% 的发病率，明显高于已有研究中的发现。

从种族因素看，非洲人几乎没有患泪囊炎，因为他们的鼻泪管在鼻腔的开口比较大，而且与高加索人相比，非洲人的泪小管更短、更直。

在成年人中，女性更容易患泪囊炎。大多数研究表明，70%~83% 的泪囊炎发生在女性。先天性泪囊炎的患病率与性别无关。

泪囊感染、泪囊炎症大多数发生在两个年龄段人群：婴幼儿和大于 40 岁的成年人。急性泪囊炎极少在新生儿中发生，其发病率小于 1%。后天性泪囊炎发病人群主要是女性，而且好发于大于 40 岁的人群，好发的年龄高峰为 60~70 岁。

## 四、发病机制

1. 先天性泪囊炎 主要是鼻泪管（尤其是 Hasner 瓣）不完全管道化。由于先天性泪囊炎的发病率远低于不完全管道化的发病率，因此除了发育不良外，新发感染是发生先天性泪囊炎的另一重要因素。

儿童和成人泪囊炎的患者的感染部位都能培养出需氧菌与厌氧菌。儿童泪囊炎的泪囊中分离出来的最主要的病原菌是金黄色葡萄球菌、流感嗜血杆菌、β – 溶血性链球菌、分枝杆菌属及肺炎链球菌。相比慢性泪囊炎，耐甲氧西林金黄色葡萄球菌在急性泪囊炎的患者中更常见。

解剖结构畸形是易感泪囊炎的另一重要因素，鼻腔结构异常包括下鼻甲肥大、鼻中隔偏曲、鼻息肉及过敏性鼻炎。在许多婴幼儿中观察发现狭窄的下鼻道能引起鼻泪管阻塞。

相关疾病包括鼻部疾病、先天性缺指畸形 – 外胚层发育不良 – 唇裂综合征等。临床常见的鼻部疾病包括鼻窦炎、慢性鼻炎、鼻中隔偏曲、鼻外伤、鼻石、鼻腔 – 鼻窦肿瘤及鼻结核等；泪道疾病包括泪囊肿瘤、泪囊囊肿、泪囊结石及少见的 IgG4 硬化性泪囊炎等；医源性因素主要包括上颌窦根治术（Caldwell-Luc 手术）、鼻内镜鼻窦手术及上颌骨切除手术等。

2. 后天性泪囊炎 鼻泪管系统下段阻塞是常见原因。由于鼻泪管、鼻、鼻窦的密切关系，这些毗邻结构的炎症都是泪囊炎发病原因之一。在这些结构中，筛窦炎症是泪囊炎的常见病因，因为筛房与泪囊之间仅隔一薄层骨板，筛窦炎引起泪囊炎并不少见。

泪道系统的炎症，眼源性因素要少于鼻源性因素。观察发现许多纤毛异常导致鼻泪管阻塞的病例。泪囊中眼泪大量分泌并滞留，可能会出现于未矫正的散光及远视患者，并可能导致泪囊炎。大部分成人泪囊炎的发病是由泪液滞留后引发感染，造成泪道狭窄所致。

## 五、临床分类

泪囊炎发病表现为 3 种形式：急性、慢性、先天性。

1. 急性泪囊炎 可能会出现严重的症状。症状主要表现为泪囊脓肿及感染扩散。泪囊区突发疼痛、红疹、水肿。内眦区局部压痛是典型表现，但这种压痛表现能扩散到鼻、面颊、牙齿、颜面部。热成像仪的结果表明急性泪囊炎患者的反应集中于半侧颜面部。观察可发现脓液频繁地从泪小点排出。泪囊从皮肤疝出或形成瘘的情况并不少见（图 4-1-3），排脓几天之后瘘管往往会闭合。

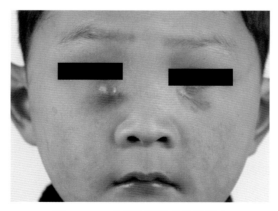

**图 4-1-3 急性泪囊炎并发泪囊瘘**
右侧泪囊形成脓肿，即将从皮肤破溃形成瘘，左侧泪囊脓肿破溃后已愈合

2. 慢性泪囊炎 除了系统性疾病所导致的慢性泪囊炎，绝大多数情况下慢性泪囊炎很少出现严重的症状，症状主要表现为长期涕泪流出、化脓、结膜炎和结膜感染。

3. 先天性泪囊炎 对新生儿来说是一种严重的疾病，需要迅速和强有力的治疗，新生儿可能并发眶窝蜂窝织炎、脑脓肿、脑膜炎、脓毒血症甚至死亡（因为新生儿尚未形成良好的眶隔）。先天性泪囊炎可能与羊膜囊疝有关，在重症患者中，羊膜囊疝能导致气道阻塞。更多先天性泪囊炎的病例并没有表现为疼痛等临床症状，而表现为长期流泪、流脓、弱视及其他生长发育不良（图4-1-4），导致诊断困难。

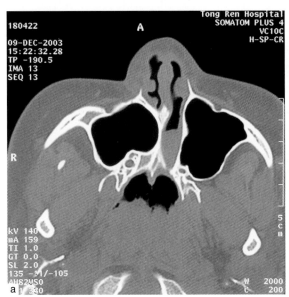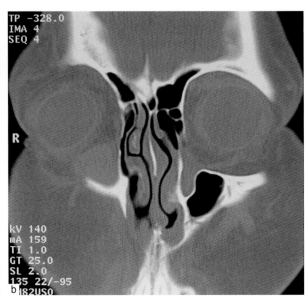

**图 4-1-4 先天性泪囊炎合并后鼻孔闭锁**

a—双侧后鼻孔闭锁，b—右侧泪囊炎合并囊肿形成

## 六、并发症

1. 化脓 与聚集碎屑、眼表面剥脱上皮细胞的泪膜黏液层引流受阻有关。眼表面碎屑的毒性物质、葡萄球菌（存在于眼的外表面，不被正常的泪液排出过程所清除）的外毒素长期的作用可导致结膜炎。

2. 眶蜂窝织炎 主要发生于急性泪囊炎和先天性泪囊炎，这是由于过度生长的细菌通过破裂的泪囊壁到达周围软组织中，罕见却严重。眶蜂窝织炎通常主要表现为眼部炎性疼痛，伴眼球运动异常、瞳孔检查异常、视力减退，大范围的眶周水肿、红疹并不少见。

3. 视力减退（decreased visual acuity） 这是一个常见的主诉，主要是由于眼表面的泪膜增厚使光折射异常，并造成视力的波动变化。而且，标准的泪膜三层结构及其比例（黏液层、水层、油层）发生异常变化。

4. 眶周水肿（periorbital edema） 这主要与眼表面毒性物质蓄积、生长在眼表面的葡萄球菌释放的外毒素引起炎症反应有关。眼轮匝肌的反复收缩可将过多的组织液从眼周软组织中挤出，故眶周水肿主要发生在早晨，夜间时减退。

## 七、实验室检查

1. 一般实验室检查 包括全血细胞分析来评价白细胞增生的程度，血培养及眼表面、鼻、泪囊分泌物的培养对于抗生素治疗有指导意义。

2. 影像学检查

（1）泪囊碘对比剂造影：目前已很少应用碘油，可以采用其他含碘对比剂，由下泪小点注入，然后拍头颅正位和侧位像（图4-1-5）。

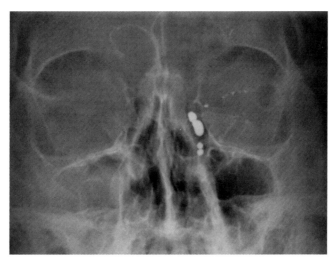

图 4-1-5　泪囊碘油造影（颅骨正位像）
左侧泪囊造影剂充盈，提示鼻泪管下端阻塞

（2）数字减影泪道造影：由下泪小点或上泪小点注入对比剂后，可以动态观察鼻泪管阻塞部位和通畅度。

（3）CT扫描：对于面骨骨骼异常、外伤或异物引起的鼻泪管功能障碍，以及怀疑有潜在恶性肿瘤或肿物作为泪囊炎病因的患者，具有诊断意义（图4-1-6）。目前也可以在泪囊注入碘对比剂（如泛影葡胺）后，行鼻窦CT扫描，借以了解泪囊阻塞的部位和与周围结构，特别是周围骨结构的关系，对实施手术有参考意义。数字减影泪道造影结合CT扫描对于研究泪囊及其周围结构的解剖关系非常有效。

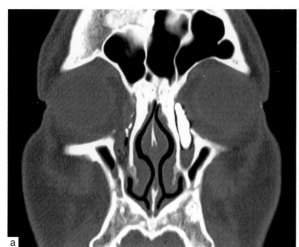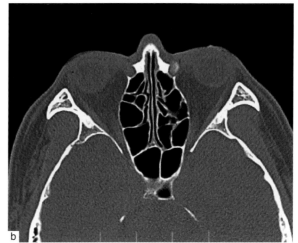

图 4-1-6　泪囊 CT 造影（经泪小点注入碘对比剂后行鼻窦 CT 扫描）
a—鼻窦冠状位 CT 扫描，b—鼻窦轴位 CT 扫描

（4）MRI：MRI的应用不如CT广泛，但对于囊性病变与实性肿物鉴别有意义。MRI还可以用于鉴别泪囊憩室。泪囊憩室能导致泪囊炎反复发作、无溢液，手术治疗无效。

（5）鼻内镜检查：可用于评估泪囊炎的病因，包括肿瘤、乳头状瘤、下鼻甲肥大、鼻中隔偏曲及外伤或手术造成的瘢痕等。

### 八、治疗

1. 药物治疗　泪囊炎的治疗取决于疾病的临床表现。急性泪囊炎伴眶蜂窝织炎必须入院使用静脉抗生素治疗。在抗生素使用前，抽取血培养，留取泪道分泌物并送检。热敷可能有助于疾病的治疗。即将穿孔时需经皮穿刺切开治疗。

成人泪囊黏液囊肿即使没有症状，也应治疗。无论是否有症状，都应该行泪囊鼻腔吻合术。不应该行探查术，因为泪囊囊肿并非无菌，探查可能引起蜂窝织炎。

局部或间断鼻泪管阻塞引起慢性泪囊炎的患者，可使用局部糖皮质激素滴剂治疗，可明显缓解。

先天性慢性泪囊炎可通过泪囊按摩、热敷、局部和（或）口服抗生素治疗。

2. 手术治疗　慢性泪囊炎需通过手术来缓解症状。若是由过敏性鼻炎或鼻泪管黏膜轻度炎症引起的慢性泪囊炎，可通过局部应用糖皮质激素滴剂来改善症状。有时，骨折内移下鼻甲骨、下鼻甲黏膜下切除、泪道探查等对于泪囊炎有良好的治疗作用。大体而言，泪囊炎是一种外科疾病，通过外科干预治疗泪囊炎，成功率接近95%。当急性泪囊炎使用足量抗生素控制感染后，是手术治疗最好的适应证。

鼻内镜下泪囊鼻腔造孔术是慢性泪囊炎患者最佳的治疗方式。

# 第二节　鼻内镜下泪囊鼻腔造孔术

传统或经典的慢性泪囊炎的手术治疗方法为Toti在1904年首次采用的鼻外径路行泪囊鼻腔吻合术，该术式在此后广泛应用于临床，并有较好的临床疗效。但鼻外泪囊鼻腔吻合术后易遗留面部瘢痕，手术操作较复杂。由于天然解剖结构的特点，即上泪囊与鼻腔仅相隔两层结构，即鼻黏膜和骨性泪囊窝，泪囊在鼻腔外侧壁的投影位于中鼻道前端，为经鼻行泪囊造孔手术提供了便捷和可能的途径，比传统经皮手术更为简捷、易行和安全。1988年Rice首次进行鼻内镜监视下经鼻泪囊鼻腔造孔术的尸体解剖研究。1989年后，McDonogh教授等相继在鼻内镜监视下实施经鼻泪囊鼻腔造孔术，为慢性泪囊炎手术治疗提供了一种新的方法，迄今已在临床规范开展。该手术避免了经皮手术损伤内眦血管和韧带的缺点，不遗留面部瘢痕，手术并发症少，同时可矫正影响泪囊造孔引流、影响手术效果或导致手术失败的鼻腔、鼻窦疾病或解剖异常等因素，如鼻窦炎、鼻息肉、泡性中鼻甲及鼻中隔偏曲等，临床效果良好，较鼻外泪囊鼻腔吻合术有明显的优点。1993年，北京大学人民医院于德林教授在全国鼻科会上首先介绍了经鼻泪囊手术方法。笔者于1994年报道了对35例慢性泪囊炎患者在鼻内镜直视下完成泪囊鼻腔造孔术的初步疗效，并于1995年对59例（69眼）进行术后3~13个月的随访，总有效率为90.0%。

### 一、泪道的解剖及其与鼻腔结构的关系

1. 泪囊　泪囊长12~15mm，宽4~7mm，位于前、后泪嵴之间的泪囊窝内。前泪嵴由上颌骨额

突形成，后泪嵴属于泪骨。泪囊在鼻腔外侧壁的投影位于中鼻甲的前端、鼻丘的外侧。水平位切面见组成泪囊骨性内壁的两部分，即上颌骨额突和泪骨，两者间有一接合骨缝。泪骨根据钩突附着处而分为前、后两部分，泪骨前部参与泪囊骨性内壁的组成，后部参与眶内壁的组成，因此上界平中鼻甲附着处，前界为上颌骨额突，后界是钩突。因此，手术前可以根据轴位 CT 扫描观察钩突和泪道之间的关系。

2. 鼻泪管　鼻泪管长 12~24mm，由泪囊至鼻腔外侧壁，骨性泪道由上颌骨、泪骨和下鼻甲组成。鼻泪管在鼻腔外侧壁的投影见图 4-2-1，鼻泪管在下鼻甲上缘水平距上颌窦自然开口约 1cm。鼻泪管向下开口于下鼻道，下鼻甲弯曲部的下方，一般距前鼻孔约 2cm。鼻泪管开口常呈裂隙状。

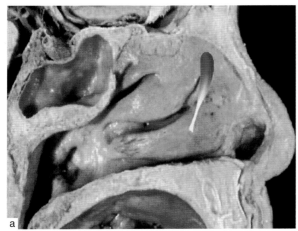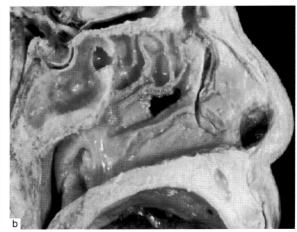

**图 4-2-1　鼻腔外侧壁解剖**

a—蓝色图块显示泪道在鼻腔外侧壁的投影。b—对鼻腔外侧壁结构进行解剖，包括筛窦、蝶窦开放，中鼻甲和下鼻甲切除。下鼻道暴露出来后，将泪道开放，可见泪囊及鼻泪管走行在中鼻道前部，与鼻底成一定角度，向后外方向；鼻泪管开口于下鼻道前部，接近下鼻甲鼻腔外侧壁附着处。鼻泪管开口多呈裂隙状。鼻泪管距离中鼻道上颌窦开口平均为 9mm

## 二、经鼻泪囊鼻腔造孔术的方法

### （一）适应证

（1）慢性及复发性泪囊炎。

（2）泪囊黏液囊肿。

（3）泪囊结石。

（4）外伤性泪囊炎，包括鼻科手术后泪囊炎。

### （二）禁忌证

（1）泪小管狭窄、阻塞或断裂。

（2）泪点狭窄或阻塞。

（3）全身疾病不能耐受手术者。

（4）鼻腔、鼻窦急性炎症。

### （三）泪囊鼻腔造孔术的手术步骤（图 4-2-2）

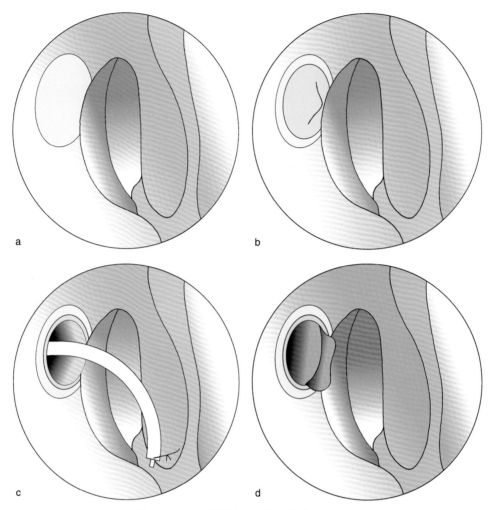

**图 4-2-2　泪囊鼻腔造孔术手术步骤示意图**

a—手术第一步：以钩突为后界，以镰状刀做平中鼻甲前端、直径约 1.5cm 的弧形切口，至骨表面，分离局部黏膜并将其去除，暴露上颌骨额突及泪骨前部，常可见两者之接合骨缝。b—手术第二步：用骨凿凿除（或以电钻磨除）上颌骨额突，分离泪骨前部并将其钳除，形成直径约 1cm 的骨窗，即可暴露泪囊内壁，微呈淡蓝色。经下泪小点、泪小管导入探针进入泪囊，经内镜观察确认泪囊准确暴露。c—手术第三步：用镰状刀或微型剪切开泪囊，并去除泪囊内壁，泪囊较大时，可自泪囊前缘弧形切开，形成翻转向后的黏膜瓣，与钩突前缘黏膜相贴。经泪小点导入扩张管，自鼻内泪囊造孔处引出，上端置于泪总管，下端缝合固定于中鼻甲。d—黏膜瓣翻转：上述步骤结束后，也可以在泪囊前部切开泪囊黏膜，形成一带在后缘并翻转向后的黏膜瓣，与钩突前缘黏膜相贴。泪囊黏膜瓣与钩突黏膜切缘愈合很快，有利于提高造孔开放率

## （四）泪囊鼻腔造孔术的鼻内镜下所见（图 4-2-3）

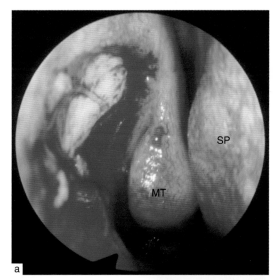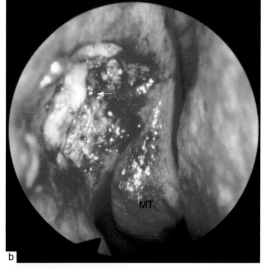

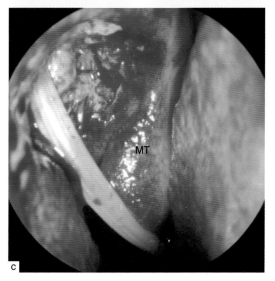

**图 4-2-3　泪囊鼻腔造孔术的鼻内镜下所见**

a—鼻内镜下手术第一步。b—鼻内镜下手术第二步：骨凿或电钻去除上颌骨额突骨质并剥除泪骨，显露的软组织即为
泪囊壁。图中经下泪小点导入泪道探针，将泪囊壁顶起（箭头）。c—鼻内镜下手术第三步：自泪囊壁前缘切开泪囊，
将泪囊瓣向后翻转，完成造孔。经下泪小点导入塑料管经造孔进入鼻腔，套入直径 2mm 的硅胶管，逆行置入泪囊。
导管末端缝合固定在中鼻甲。SP—鼻中隔，MT—中鼻甲

## （五）改良鼻内镜下泪囊鼻腔造孔术

影响泪囊鼻腔造孔术的因素包括泪囊定位、骨窗大小及扩张管等。而骨窗形成后，术后裸露骨面
再生黏膜的修复过程中，肉芽组织增生及瘢痕形成，最终导致造孔闭锁。因此在前期基本方法的基础
上，对泪囊鼻腔造孔的方法进行了改良，即保留泪囊切开后形成的鼻腔黏膜瓣。具体方法是在切开黏
膜时，形成蒂在中鼻甲根部水平的黏膜瓣，操作过程中，将其放在嗅裂区，用棉片或纱条保护，手术
结束后，将其复位，覆盖其上颌骨额突裸露区域，可最大程度上防止骨重塑反应和黏膜瘢痕形成。采
用改良手术方法后，手术疗效有明显提高。图 4-2-4 为改良鼻内镜下泪囊鼻腔造孔术的操作步骤。

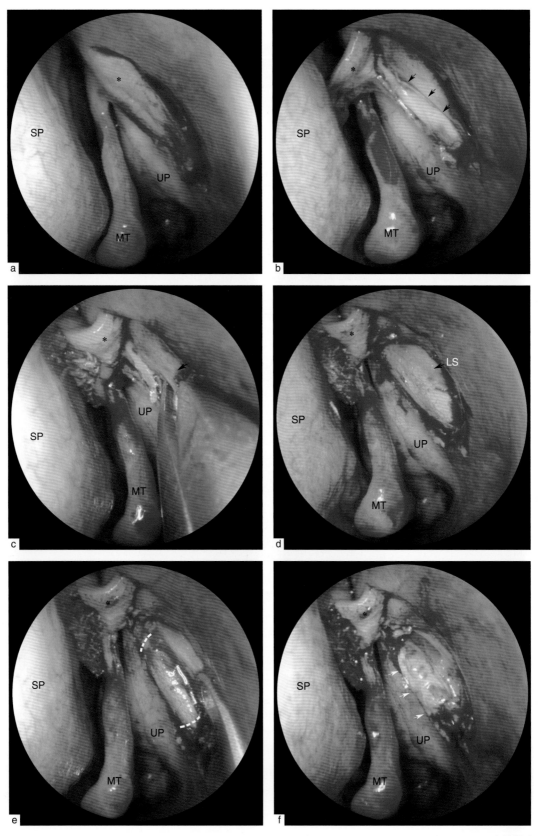

（待续）

（续图）

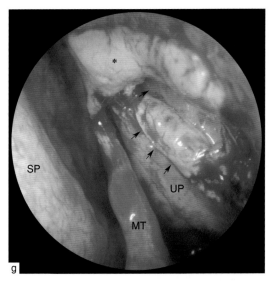

**图 4-2-4　改良鼻内镜下泪囊鼻腔造孔术的操作步骤**

a—平中鼻甲前端附着处，钩突为后界的鼻黏膜麻醉后，以镰状刀做直径约为 1.5cm、蒂在中鼻甲根部（鼻丘）的黏膜瓣（＊）至骨表面。b—分离局部黏膜（＊）并将其向上翻转至嗅裂区固定，暴露上颌骨额突及泪骨前部，此时可见两者之接合骨缝（箭头）。c—用 Karrison 咬骨钳自上颌骨额突下部与泪骨接合处咬除上颌骨额突（箭头），上部较厚的骨质可用骨凿或电钻磨除，分离泪骨前部并将其钳除，形成直径约为 1cm 的骨窗。d—已经暴露的泪囊内壁，微呈淡蓝色；为了准确定位，可经泪小点、泪小管导入探针进入泪囊，经内镜观察可验证是否已将泪囊准确暴露；＊—鼻腔黏膜瓣，LS—泪囊。e—用镰状刀沿泪囊前缘切开，并沿图中虚线上下切开，形成"["形泪囊内壁黏膜瓣；＊—鼻腔黏膜瓣。f—将"["形泪囊内壁黏膜瓣向后翻转，与钩突黏膜瓣切缘对合（箭头）；＊—鼻腔黏膜瓣。g—复位鼻腔黏膜瓣（＊），覆盖裸露的上颌骨额突骨质，完成泪囊鼻腔造孔（箭头）。

SP—鼻中隔，UP—钩突，MT—中鼻甲

# 第三节　鼻内镜手术后泪道并发症

　　鼻内镜手术的并发症之一是泪道损伤。通常在切除钩突、开放鼻丘气房、经中鼻道上颌窦开窗或者做下鼻道上颌窦开窗时，方向或深度掌握不当，损伤鼻泪管，或直接损伤下鼻道鼻泪管开口，导致泪囊或鼻泪管损伤，引起鼻泪管瘢痕阻塞或闭锁，继发泪囊炎，临床表现为溢泪。

　　骨性及膜性鼻泪管的实际损伤率约为 15%，须手术解除的溢泪发生率为 0.3%~1.7%。大多数的泪引流系统损伤可自愈或通过重新建立至中鼻道的引流通道而不发生溢泪。溢泪可以立即出现，也可以出现于术后 1~2 周。骨性鼻泪管骨质较厚，可以作为术中提示，一旦损伤应避免进一步损伤膜性鼻泪管。

　　预防鼻内镜术中对鼻泪管的损伤，应注意以下几个方面。

　　1. 钩突切开　钩突垂直部分部分附着于泪骨，毗邻泪囊下部，切开钩突时，用剥离子或镰状刀切开钩突时，向外侧用力过猛，可直接损伤泪囊下部或鼻泪管。

　　2. 开放鼻丘气房　鼻丘气房毗邻泪囊，有泪气房之称。开放鼻丘气房时，注意其外侧泪囊。

　　3. 中鼻道上颌窦开窗　扩大开窗口时，用反张咬骨钳向前反咬时，可直接损伤或咬断鼻泪管（图 4-3-1）。鼻泪管与上颌窦自然开口的距离平均为 9mm。骨性鼻泪管骨质较厚，反咬时可以作为术中提示，一旦损伤应避免进一步损伤膜性鼻泪管。预防：上颌窦开窗前界不应超过中鼻甲前缘，下界不应低于下鼻甲上缘，后界及上界不超过眶底。

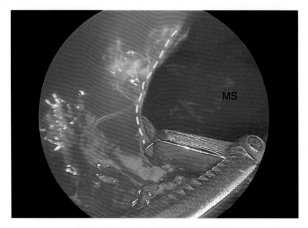

**图 4-3-1　中鼻道上颌窦开窗**

中鼻道上颌窦（MS）开窗口前缘，即为鼻泪管走行（虚线）的部位

4. 下鼻道上颌窦开窗术　术中损伤鼻泪管鼻腔开口，术后黏膜形成瘢痕闭锁，引发泪囊炎（图 4-3-2）。因此下鼻道开窗时，首先寻找和定位鼻泪管开口，可避免损伤。

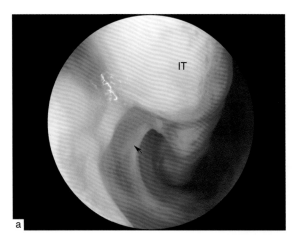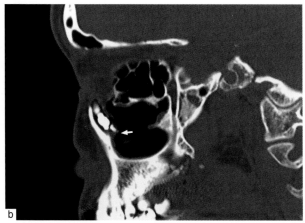

**图 4-3-2　下鼻道上颌窦开窗术中损伤鼻泪管鼻腔开口，**

**术后下鼻道黏膜形成瘢痕粘连，阻塞鼻泪管**

a—鼻内镜手术后下鼻道瘢痕粘连（箭头），鼻泪管阻塞。IT—下鼻甲。

b—矢状位鼻窦 CT 扫描及鼻泪管造影，显示鼻泪管下段阻塞（箭头）

　　鼻泪管鼻腔开口常呈裂隙状，距离前鼻孔约 2cm。鼻泪管开口最重要的部分是开口处的黏膜瓣，即 Hasner 瓣（图 4-3-3）。手术过程中，只要不伤及 Hasner 瓣（图 4-3-4），通常不会引起术后局部黏膜瘢痕粘连和闭锁。

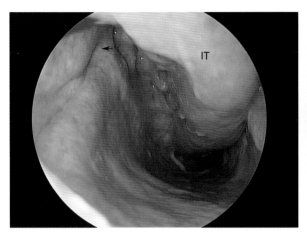

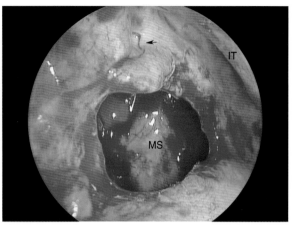

**图 4-3-3 鼻泪管开口**

箭头示鼻泪管开口的 Hasner 瓣，IT—下鼻甲

**图 4-3-4 下鼻道上颌窦开窗口**

箭头示鼻泪管开口的 Hasner 瓣，上颌窦（MS）下鼻道开窗口位于其后下方。IT—下鼻甲

（周 兵）

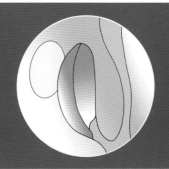

# 第五章 鼻源性
# 眶内并发症

## 第一节 概　　述

　　眼眶呈金字塔形，金字塔的基底部是前部开放的四边形，眶尖由视神经管和眶上裂组成。眶顶由蝶骨小翼和额骨组成，此壁与额窦、视神经管相邻。眶底由上颌骨、颧骨和腭骨组成，上颌窦和部分筛窦与此壁相邻。眶内侧壁由上颌骨、泪骨、筛骨和蝶骨小翼组成，是眼眶四壁中最薄的壁，筛窦、蝶窦和上颌窦与此壁相邻。眶外侧壁由蝶骨大翼、额骨、颧骨组成，以眶上裂与眶顶分界，以眶下裂与眶底分界，是眼眶四壁中唯一与鼻窦无毗邻关系的眶壁。从鼻窦与眼眶的毗邻关系而言，上颌窦、前筛窦、额窦与眼眶下壁、内壁和上壁前部相邻，后组筛窦、蝶窦与眼眶内壁后部、眶上裂和视神经相邻（图5-1-1~图5-1-4）。也就是说，眼眶壁的2/3在上、内和下三个壁仅以菲薄的骨板与鼻窦相隔，并有多孔道互相沟通，故鼻窦炎症时极易波及眶腔，鼻窦手术亦易伤及眶壁。临床上感染先从损伤骨壁或自然孔道达眼眶骨膜，形成眶骨膜炎或骨膜下脓肿，继而穿透骨膜致眶内，导致鼻源性眶内并发症。

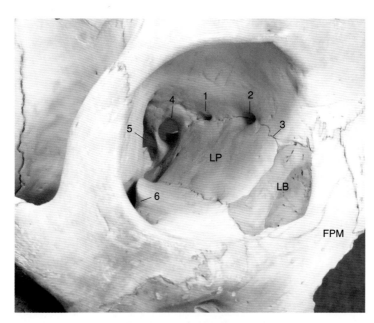

**图 5-1-1　右眼眶前面观**

显示眼眶和眶尖的诸个裂、孔、管与颅腔、鼻窦相通。1—筛后孔，2—筛前孔，3—额筛缝，
4—视神经孔，5—眶上裂，6—眶下裂，LP—眶纸样板，LB—泪骨，FPM—上颌骨额突

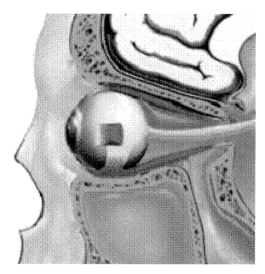

图 5-1-2　眼眶侧面观示意图

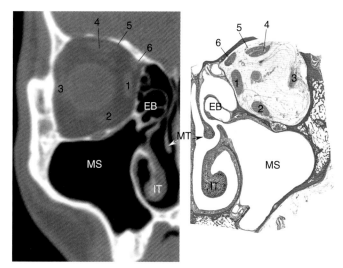

图 5-1-3　眼眶与鼻窦毗邻结构的 CT 图像（左）和
切片图（右）（冠状位）

EB—筛泡，MT—中鼻甲，IT—下鼻甲，MS—上颌窦

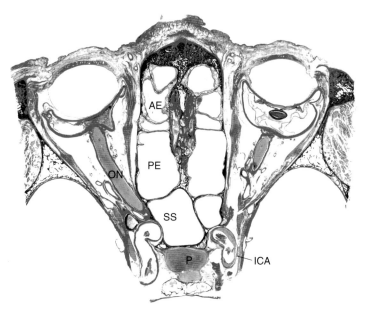

图 5-1-4　眼眶与鼻窦毗邻关系切片图（轴位，HE 染色）

AE—前筛，PE—后筛，ON—视神经，SS—蝶窦，ICA—颈内动脉隆突，P—垂体

　　Ognibene 等报道，1982—1992 年，在 65 例出现并发症的鼻窦炎患者中，眶并发症占 83.1%。Mortimore 等的研究发现，眶并发症约占鼻窦炎并发症的 80%。在抗生素问世之前，后组鼻窦炎并发眶并发症的发生率极高，曾有报道鼻窦炎的病死率为 17%~19%，失明率可达 20%~33%。但目前这类并发症的发生率常不足 5%。

　　1937 年 Hubert 首次对鼻窦炎的并发症进行了分类。Hubert 将鼻窦炎的并发症分为眼睑、眶和颅内三大类，共分为 5 级。Ⅰ，眼睑炎性肿胀；Ⅱ，眶骨膜下脓肿；Ⅲ，弥散性眶蜂窝织炎；Ⅳ，眶脓肿；Ⅴ，海绵窦血栓形成。由于眼睑和海绵窦不属于眼眶结构，1970 年 Chandler 在 Hubert 分类的基础上将眶并发症分为：Ⅰ，炎性水肿（隔前蜂窝织炎）；Ⅱ，眶蜂窝织炎；Ⅲ，眶骨膜下脓肿；Ⅳ，眶脓肿；Ⅴ，海绵窦血栓形成。1977 年 Mortimore 和 Wormald 对鼻窦炎的眶并发症提出了新的分类方法，在这种分类中将眶的蜂窝织炎分为隔前和隔后，并将隔后分为骨膜下和眶内，并认为局限性隔后蜂窝织炎与眶尖综合征为同一概念。虽然这一分类在概念上仍有些模糊，但却为其后的眶并发症分类奠定了基础。目前临床上按病的发生部位和演变过程，将眶内并发症分为眶蜂窝织炎（眶隔前蜂窝织炎和眶隔后蜂窝织炎）、眶骨膜下脓肿、眶内脓肿、球后视神经炎（图 5-1-5~图 5-1-9）和眶尖综合征 5 种类型。

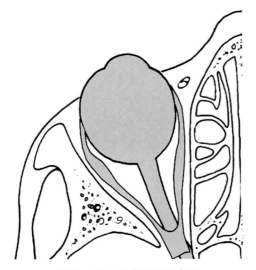

图 5-1-5 正常眼眶示意图

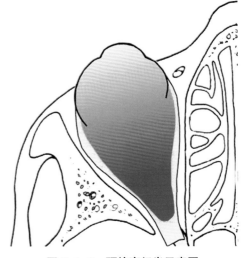

图 5-1-6 眶蜂窝织炎示意图

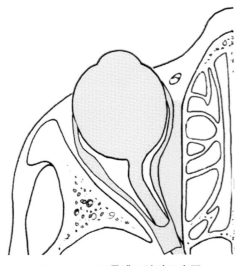

图 5-1-7 眶骨膜下脓肿示意图

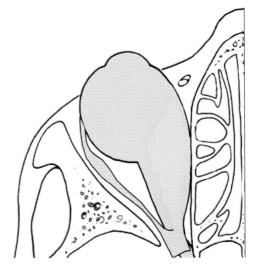

图 5-1-8 眼眶内脓肿示意图

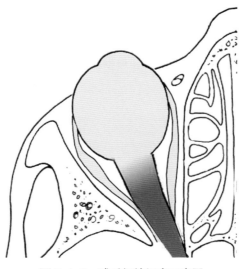

图 5-1-9 球后视神经炎示意图

# 第二节 眶蜂窝织炎

眶蜂窝织炎（orbital cellulitis）是眶内软组织或骨膜下的急性炎症，多为单侧性，偶有累及双侧者。临床表现为眼球突出、球结膜水肿、眶深部疼痛和视力减退，全身症状较重，出现高热；严重者波及海绵窦而危及生命。临床上儿童多见。

## 一、病因

多见于眶周围结构的感染灶向眶内蔓延所致，最常来源于鼻窦感染（其中以筛窦最为常见）（图 5-2-1）、上颌骨骨髓炎、急性泪囊炎、面部丹毒、面部疖肿或口腔牙源性病灶等；其次是眶和面部外伤、异物滞留、眶内囊肿破裂或手术后感染；也可由全身性感染灶经血行播散、败血症、菌血症或全身免疫力低下而引起。Ho 等（2007）对 80 例眶蜂窝织炎患儿病例进行的回顾性分析发现，鼻窦炎和上呼吸道感染是眶蜂窝织炎的主要原因；这组病例中，上呼吸道感染同时合并鼻窦炎的患儿占 92%，CT 证实 81% 患儿有鼻窦炎，其中上颌窦炎和筛窦炎最为常见。

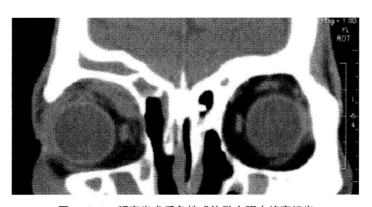

图 5-2-1 额窦炎术后急性感染致右眶内蜂窝织炎

眶蜂窝织炎的致病菌可为细菌、真菌和寄生虫。最常见的细菌是流感嗜血杆菌、金黄色葡萄球菌、表皮葡萄球菌、肺炎链球菌、A 群链球菌。4 岁以下儿童血培养阳性率可达 33%，而在成人阳性率仅为 5%。曲霉是引起鼻窦真菌性炎症的最常见的菌属。此外尚有念珠菌、毛霉菌、青霉菌、芽枝霉属和镰刀霉等。致病菌由邻近区域静脉血流蔓延而来，首先发生血栓性静脉炎。

## 二、临床表现

眶蜂窝织炎从解剖部位上可分为眶隔前蜂窝织炎和眶隔后蜂窝织炎，后者又称为眶深部蜂窝织炎，两者亦是疾病的不同临床阶段（表 5-2-1）。

表 5-2-1　眶隔前蜂窝织炎与眶隔后蜂窝织炎的鉴别要点

| 鉴别要点 | 眶隔前蜂窝织炎 | 眶隔后蜂窝织炎 |
| --- | --- | --- |
| 感染部位 | 眶隔之前，眼睑和眶周 | 眶隔之后，眶内软组织 |
| 眼睑水肿 | 有 | 有 |
| 眼球突出 | 无 | 有 |
| 瞳孔对光反射 | 良好 | 异常 |
| 视力 | 良好 | 异常 |
| 眼球运动障碍 | 无 | 有 |
| 球结膜水肿 | 无 | 明显 |
| 眼痛 | 不严重 | 明显 |
| 全身症状 | 无 | 明显 |
| 颅内并发症 | 无 | 有 |

眶隔前蜂窝织炎（图 5-2-2）又称炎性水肿，是炎症进入眼眶的初级阶段，炎症和感染局限在眶隔之前的眼睑和眶周的结构，眶隔后结构未受感染。其主要表现为眼睑水肿，无眼球突出，瞳孔对光反射和视力均良好，无眼球运动障碍，眼球运动时无疼痛，亦无球结膜水肿。

眶隔后蜂窝织炎（图 5-2-3）是由眶内软组织感染引起，临床症状常较严重，全身中毒症状明显，有恶寒、高热、神志萎靡、急性重病面容、头痛、恶心、呕吐、衰竭、白细胞增加，甚至发生谵妄、昏迷、惊厥及脉搏缓慢等。眼部症状有如下表现。①眼睑红、肿、热、痛，压痛广泛，表面隐约可见扩张的静脉血管网。②球结膜高度水肿、充血，甚至突出于睑裂之外，眼睑闭合不全，临床上表现为暴露性角膜炎、角膜溃疡。③眼球向正前方突出，运动受限或完全固定不动。Ho 等认为眼球活动受限和眼球突出是眶隔后蜂窝织炎最突出的体征。④眼底可见视网膜静脉曲张及视网膜水肿、渗出。感染经眼上静脉蔓延至海绵窦而引起海绵窦血栓形成，患者可出现谵妄、昏迷、烦躁不安、惊厥和脉搏减慢，可危及生命。⑤病变累及眶尖、高眶压和毒素的刺激，使视神经受累，瞳孔对光反射减弱，视力减退，甚至失明，部分患者可出现瞳孔异常。⑥炎症蔓延至眼内，可引起葡萄膜炎。病变后期炎症局限，可出现眶内化脓灶，化脓腔可为多发，也可融合成一个较大的脓腔。

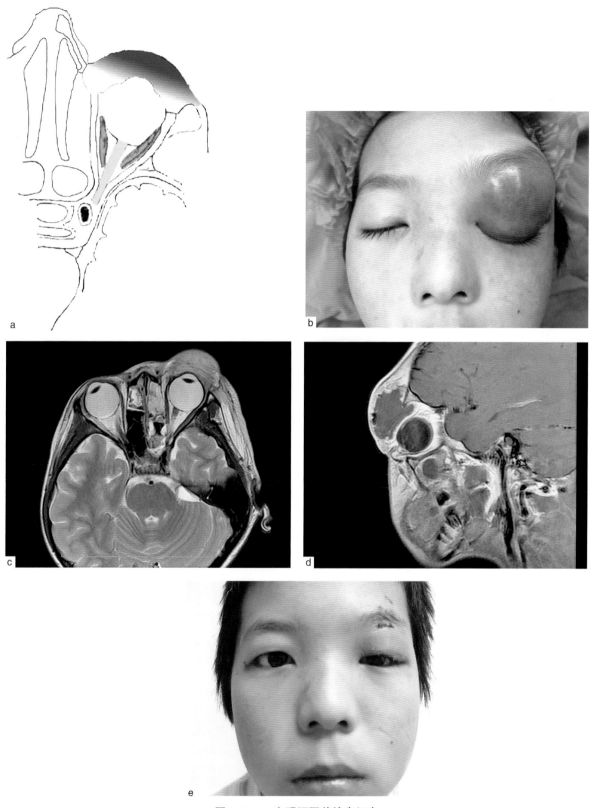

**图 5-2-2　左眼眶隔前蜂窝织炎**

a—眶隔前蜂窝织炎的范围，主要表现为眼睑肿胀或水肿；b—左眼上睑明显红肿，提示脓肿形成；c—眼眶轴位 MRI $T_2$ 加权像可见左侧上睑隆起，呈略短 $T_2$ 信号，提示局部脓肿形成；d—眼眶矢状位磁化传递成像（MTI）$T_1$ 加权像，上睑软组织的中界线可见明显的占位性病变，呈略长 $T_1$ 信号，提示局部脓肿形成；e—左眼上睑脓肿切开引流后，左眼睑肿胀明显消退

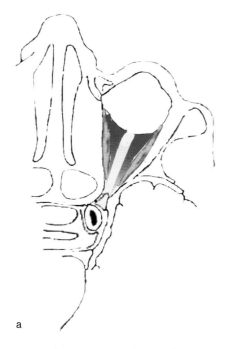

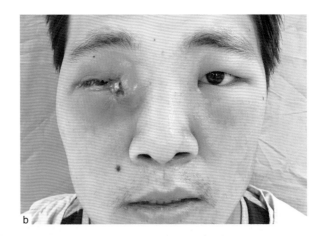

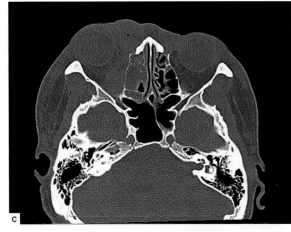

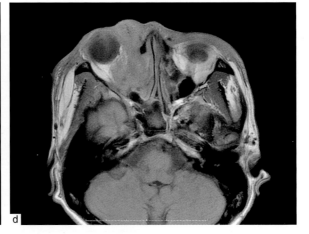

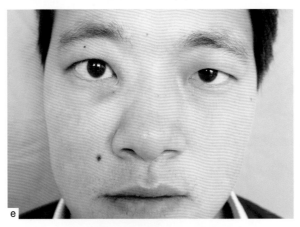

**图 5-2-3  右眼眶隔后蜂窝织炎，伴鼻窦炎急性发作**

a—眶内（眶隔后）蜂窝织炎的范围；b—男性患者，右眼上、下睑红肿，球结膜水肿，内眦下方局部形成窦道，视力正常；c—眼眶轴位 CT 扫描（骨窗）提示右侧眼球略突出，右侧筛窦软组织密度影，纸样板完整；右侧眶内侧软组织密度影，内直肌标志不清楚；d—眼眶轴位 MRI $T_1$ 加权像，可见右侧筛窦及眼眶内等信号影，界限不清，眼球向前外侧突出；e—经鼻内镜手术及抗生素治疗后炎症消失

## 三、并发症

若延误治疗可严重影响视力并导致严重颅内并发症或败血症。常见并发症如下。①睑裂闭合不全，引起暴露性角膜炎。②海绵窦受累者可发生海绵窦血栓性静脉炎；海绵窦化脓性病灶向颅内扩散，引起弥漫性脑膜炎，侵犯大脑引起脑脓肿。③局灶性肺炎、肺脓肿。④败血症。

## 四、诊断

本病临床症状、体征典型，X 线片、眼部 B 型超声或 CT 检查可辅助诊断。X 线片可发现眶内密度增高。CT 扫描可见眼球突出，眶内软组织肿胀、轮廓不清晰。超声检查可见回声增强，眼外肌增粗。眼眶 CT 扫描可以全方位了解眼眶情况，同时显示毗邻结构（图 5-2-4）；并有助于了解病变性质与范围，发现邻近组织的感染病灶（图 5-2-5，图 5-2-6）。实验室检查血常规可有不同表现，细菌感染者外周血白细胞计数升高，以中性粒细胞增多为主。

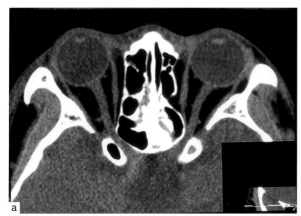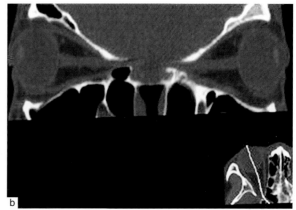

图 5-2-4　眼眶 CT 扫描

a—轴位，骨窗，窗宽为 2000Hu，窗位为 200Hu，清楚显示眼眶周围骨和软组织之间的关系；
b—双侧视神经矢状位 CT 显示眶内段和球内段视神经

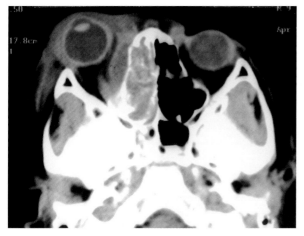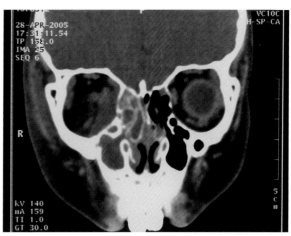

图 5-2-5　轴位 CT 显示右眼蜂窝织炎，眼球突出　　　图 5-2-6　冠状位 CT 显示右眼蜂窝织炎，眼球突出
（图片由中山大学中山眼科中心颜建华教授提供）　　　（图片由中山大学中山眼科中心颜建华教授提供）

## 五、治疗

本病应早期治疗原发病灶。诊断一经确立，应立即全身足量、足疗程地应用广谱抗生素，同时尽早行结膜囊细菌培养及药物敏感试验，及时选用敏感抗生素。根据病情适当使用糖皮质激素。应用脱水剂降低眶内压，保护视神经。同时进行眼部理疗和保护角膜治疗。眼局部使用抗生素滴眼液，涂眼膏保护暴露的角膜。如发生海绵窦血栓性静脉炎等颅内并发症，应按照败血症的治疗原则进行抢救。

# 第三节　眶骨膜下脓肿

眶骨膜下脓肿（subperiosteal abscess）是在眶骨壁与眶骨膜之间出现脓液聚积，多因鼻窦病变所致，脓肿位置与病变的鼻窦相邻。急性筛窦炎引起者在眶内侧，急性额窦炎引起者在眶内上侧。眼球突出较眶蜂窝织炎更明显，并伴有移位；眼球运动受限，球结膜水肿、充血，眼球压痛，视力减退，全身症状重。脓肿可穿透眶隔，自眼睑排出，并可形成瘘管。

## 一、病因

鼻窦炎是骨膜下脓肿的主要致病因素，成人骨膜下脓肿多与筛窦、上颌窦和额窦感染有关。

## 二、临床表现

患者有全身不适、发热、鼻塞等上呼吸道感染症状；眼部疼痛，眼睑红肿致使上睑下垂、睑裂变小，部分在眶缘处可能扪及波动的肿块；眼睑、结膜充血、水肿，眼球突出于睑裂外。由于炎症波及眶内软组织，尤其是邻近的眼外肌，故出现眼球突出、眼球运动受限和视力减退（图5-3-1~图5-3-4）。部分患者还可出现眼球移位，移位程度与脓肿大小相关，移位方向与脓肿所在部位相反，即眶内侧壁骨膜下脓肿可致眼球向外侧移位，眶顶壁骨膜下脓肿致眼球向下移位，眶内上壁骨膜下脓肿致眼球向外下移位。眶骨膜下脓肿发生部位与患者年龄相关，年幼患儿眶内侧壁骨膜下脓

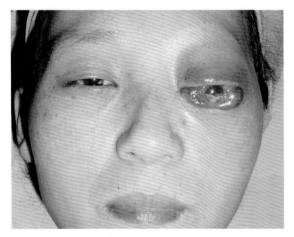

**图 5-3-1　左侧急性额筛窦炎并发左侧眶骨膜下脓肿的正位照片**

显示左眼球突出、球结膜明显水肿，患者伴有眼球运动障碍，视力正常

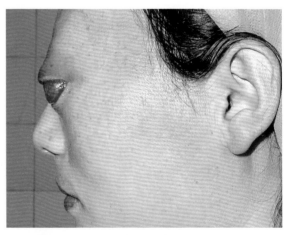

**图 5-3-2　左侧急性额筛窦炎并发左侧眶骨膜下脓肿的侧位照片**

显示左眼球明显突出，伴球结膜水肿

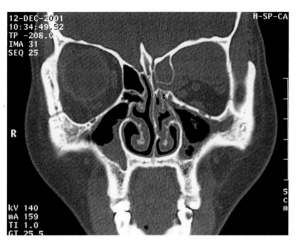

**图 5-3-3　左侧急性额筛窦炎并发左侧眶骨膜下脓肿的鼻窦冠状位 CT 扫描（骨窗）**

显示双侧上颌窦黏膜肥厚，有气泡积液征。左侧筛窦及额窦软组织密度影，眶纸样板不连续（箭头）。左眼眶上部软组织密度影，界限清晰，与筛窦软组织相沟通。左侧眶内结构受压下移，但结构尚正常

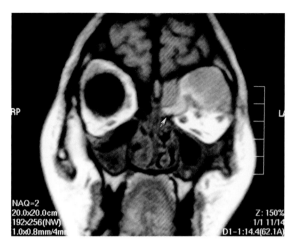

**图 5-3-4　左侧急性额筛窦炎并发左侧眶骨膜下脓肿的鼻窦冠状位 MRI T₁ 加权像**

显示左侧眼眶上部病灶呈短 $T_1$ 信号，界限清晰，与筛窦有沟通（箭头）

肿较眶顶壁骨膜下脓肿多见，这与鼻窦发育有关，因为眶内侧壁骨膜下脓肿来自病变的筛窦，而眶顶壁骨膜下脓肿多来自病变的额窦。从胚胎发生学角度讲，筛窦出生时已经存在，而额窦到儿童期才开始发育，因此，眶顶壁骨膜下脓肿多见于年长儿童和成人。

## 三、诊断

眶骨膜下脓肿的诊断依据患者的临床表现与影像学检查结果。年幼儿童眼睑肿胀明显，难以判断病情，全身毒素吸收会导致病情急骤变化，应及时行影像学检查，以了解病变程度。轴位 CT 可较好地显示眶内侧壁骨膜下脓肿，若疑有眶顶或眶底骨膜下脓肿，冠状位 CT 则为最佳选择。眶骨膜下脓肿的临床特征与眶蜂窝织炎相似，鉴别要点在于病变部位是否有脓肿形成，因此，B 超、CT 和 MRI 有助于鉴别诊断（图 5-3-3，图 5-3-4）。

## 四、治疗

关于眶骨膜下脓肿的治疗模式，目前的争议第一是要保守治疗还是要手术处理；第二是手术方式的选择，是传统的经结膜外入路，还是经鼻内镜入路。抗生素治疗贯穿于整个治疗过程，若抗生素应用 24~48 小时病情无改善，应考虑手术治疗的介入。Oxford 等通过对 104 例急性鼻窦炎并发眶骨膜下脓肿病例的回顾性研究，提出眶内侧壁骨膜下脓肿保守性药物治疗的标准。①视力、瞳孔和视网膜正常者。②无单向或多向凝视的眼肌麻痹。③眼压小于 20mmHg。④眼球突出在 5mm 以内。⑤ CT 图像上脓肿直径小于 4mm。有学者提出手术介入的时机应结合患者全身情况综合评价，认为患者眼球突出超过 2mm、视力急骤下降超过 0.3、年龄较大、有免疫缺陷或糖尿病者，应及早手术。手术的目的是引流、降低眶内压，并可获得脓液培养，为选择敏感的抗生素提供依据。

经鼻内镜入路的优点在于可避免外部切口，手术损伤小、创面肿胀轻、术后恢复快；但会因视野受限、标志不清而损伤周围组织、导致出血或引流不充分。鼻内镜手术可较好地处理眶内侧骨膜下脓肿；对于部分眶内侧骨膜下脓肿向眶顶和眶底部延伸者，根据手术经验亦可在鼻内镜下完成。对于年龄较小的儿童，因解剖结构未发育完全、标志不清，经鼻内镜入路不应列为首选。传统外入路 Lynch 切

口因术野较好，可避免引流不充分、不易止血等问题，唯一不足之处是面部遗留瘢痕，儿童和年轻患者难以接受。眶骨膜下脓肿的部位亦是术式选择的考虑因素之一。一般来说，眶内侧的骨膜下脓肿可通过经鼻内镜手术达到充分引流，而眶上外侧的脓肿则需外入路 Lynch 切口引流。此外，手术方式的选择还与术者的习惯和经验有关。术前影像学检查可为手术方式的选择提供重要参考，影像学确诊并定位后，应进行经鼻内镜或外入路眶骨膜下脓肿切开引流术，并放置引流条，每日应用抗生素行脓腔内冲洗。

# 第四节　球后视神经炎

　　球后视神经炎（retrobulbar optic neuritis）是指病变发生于穿出巩膜后孔的眶内段视神经、管内段视神经、甚至颅内段视神经（图 5-4-1）的炎性病变。根据病变损害部位的不同，可分为以下 3 类。①轴性球后视神经炎（axial retrobulbar optic neuritis）：病变最常侵及视盘黄斑束纤维，该纤维束位于球后眶内段视神经的轴心部分。②球后视神经周围炎（retrobulbar optic perineuritis）：病变主要侵及球后视神经鞘膜及其周围神经纤维束，特征为视野呈向心性缩小，以梅毒多见，因无法行活检病理学检查，临床上难以确诊。③横断性视神经炎（transverse optic neuritis）：病变累及整个视神经的横断面，表现为无光感，是最严重的类型。视力恢复后仍可用小视标检查出中心暗点。根据病程，球后视神经炎分为急性和慢性球后视神经炎，其中慢性者较多见。球后视神经炎多见于成人，单侧发病为主。临床症状主要表现为失明、视野缺损，大部分眼底检查无明显异常改变。

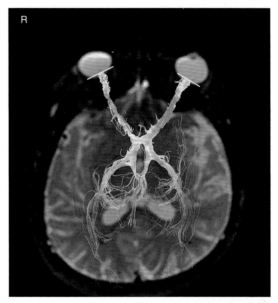

图 5-4-1　球后神经（MRI 弥散张量成像）

## 一、病因

　　球后视神经炎病因复杂，原因不明者约占 50%，常见病因有以下几类。

　　1. 炎症　见于全身急性或慢性传染病，如儿童期传染性疾病麻疹、水痘、腮腺炎等；也可继发于眼眶、鼻窦、牙齿等部位的炎症，以鼻窦炎最为常见，尤其是后组筛窦和蝶窦的炎症。因球后视神经位于后组筛窦和蝶窦外侧壁的上方，筛窦外侧壁和蝶窦外侧壁骨板菲薄，先天性缺损或手术损伤时，视神经与鼻窦黏膜直接接触，因此后组筛窦或蝶窦的炎症常可导致球后视神经炎。眶蜂窝织炎、葡萄膜炎蔓延等也可引起球后视神经炎。

　　2. 代谢障碍和中毒　前者如糖尿病、恶性贫血、维生素 $B_1$ 或 $B_{12}$ 缺乏，后者如尼古丁、酒精、甲醇、铅、砷、奎宁和许多药物等中毒。

　　3. 其他　妊娠及哺乳、脱髓鞘病、家族性视神经萎缩（Leber 病）等。多发性硬化在西方国家多见，目前认为视神经脊髓炎属多发性硬化变异型。

## 二、临床表现

　　球后视神经炎可表现为急性发病或隐匿起病、慢性进展，部分患者甚至无临床症状。急性发病者常以急性视功能障碍就诊，多数病例突然发病、视力急剧减退，多单眼发病，亦可累及双眼，可在 1~2 天内出现严重视力障碍，甚至失明。隐匿起病或病程缓慢者视功能损害亦表现为渐进性，可为视物模糊、云雾感、色觉减退等，而后可进展为色盲、全盲。视力改变的同时常伴有眼球运动时眼痛、眼球触痛及眶深部疼痛，多因视神经与眼肌肌腱密切相连，眼球转动时，邻近的三叉神经末梢受刺激而致疼痛。

眼部检查可发现瞳孔常有中度或极度散大，如单眼直接对光反射迟钝或消失，间接对光反射存在，相对性瞳孔传入障碍（RAPD）阳性。大部分病例眼底检查无明显异常，但炎症接近视盘时，可有视盘轻度水肿和充血；晚期当病变侵及视盘时，可出现视盘颞侧苍白。视野有中心、旁中心及哑铃状暗点，近视盘的球后病变可见神经纤维束状缺损，亦可见周边视野缩小。

## 三、诊断

根据视力改变、眼底及视野检查一般可确诊。视觉诱发电位（VEP）检查常见患侧 P100 波（$P_1$ 波）延缓或消失。研究显示视神经炎发病时，90% 患者的 VEP 发生改变，但视力恢复后，仅 10% 的患者 VEP 转为正常。因此，VEP 检查仅对于判断是否存在视神经器质性损害有临床价值。

脑脊液丙种球蛋白（γ 球蛋白）水平增高，特别是其中单克隆抗体 90% 可增高，提示有多发性硬化可能，但非特异性。

MRI 检查在判断球后视神经炎病因、诊断和治疗方面有较为重要的价值。头颅 MRI 不仅有助于了解视神经肿瘤、视神经压迫、脑梗死性病变，还有助于了解蝶窦、筛窦是否有病变存在。MRI 对于判断脑白质是否有脱髓鞘斑，对于多发性硬化的早期诊断、选择治疗方案及判断预后有一定价值。MRI 压脂序列可显示受累视神经信号增粗、增强（图 5-4-2）。

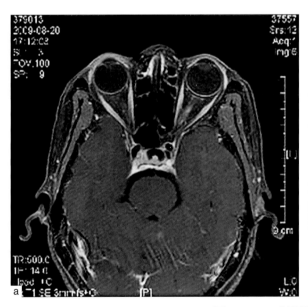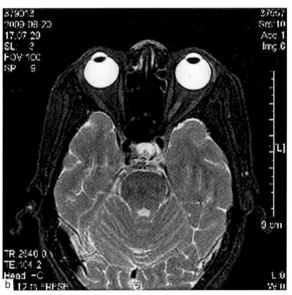

**图 5-4-2　球后视神经炎 MRI 检查**

a—MRI $T_1$ 加权眶压脂序列显示左侧视神经信号增高，b—MRI $T_2$ 加权下快速恢复
快速自旋回波脉冲（FRFSE）序列及压脂序列显示左侧视神经信号增高

## 四、治疗

首先应积极寻找病因，对因治疗为主。重症者应积极抢救，并动态观察视功能障碍的程度，判

断病变是仍在继续进展还是已处于稳定状态，给予相应的治疗措施。观察内容包括视力、视野、VEP，必要时行头颅 CT 或 MRI 检查。

　　早期治疗首选糖皮质激素，静脉滴注甲泼尼松不仅可使视力迅速恢复，而且可缓解多发性硬化的病变。头颅 CT 或 MRI 提示鼻窦病变同时存在，尤其是有后组筛窦或蝶窦炎时，应立即经鼻内镜行后组鼻窦开放术和视神经管减压术，以免造成视神经不可逆性改变。手术后仍需配合抗生素和糖皮质激素治疗，多数患者的视力可有不同程度的改善。其他辅助性药物包括神经营养药物（如维生素 B）、活血化瘀类药物（如复方丹参、葛根素等）。

# 第五节　眶内脓肿

　　眶内脓肿（orbital abscess）是炎症反应坏死组织和化脓性病菌形成的脓液聚积在眶内，脓肿多数位于肌肉圆锥内（锥内性），少数位于肌锥外（锥外性），有时脓液还可蔓延至眼睑。眶内脓肿常继发于眶蜂窝织炎。脓肿和周围组织的炎症反应对眼眶和眼部结构会产生严重破坏。

## 一、病因

　　眶内脓肿的病因与眶蜂窝织炎和眶骨膜下脓肿相似。眶内脓肿是眶蜂窝织炎和眶骨膜下脓肿处理不当，感染进一步扩散所致。

## 二、临床表现

　　眶内脓肿的临床表现与眶蜂窝织炎和眶骨膜下脓肿类似，常表现为眼球突出、眼球运动受限及视力减退等。视力减退或丧失的原因可能是积聚的脓液致眶内压增加，中央动脉闭塞或无静脉瓣的眶静脉形成血栓性静脉炎，导致视网膜缺血而产生，也可能由炎症扩散引起视神经炎导致。

## 三、诊断

　　由于眶内脓肿与眶蜂窝织炎和眶骨膜下脓肿临床表现类似，鉴别诊断需借助于影像学检查（CT、MRI）。CT 检查是鉴别眶骨膜下脓肿和眶内脓肿的最理想方法（图 5-5-1）。如疑有颅内并发症时，可借助 MRI 检查。

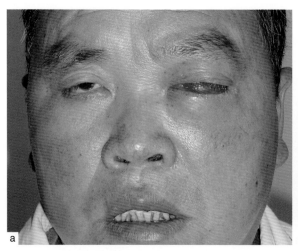
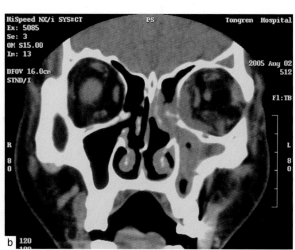

（待续）

（续图）

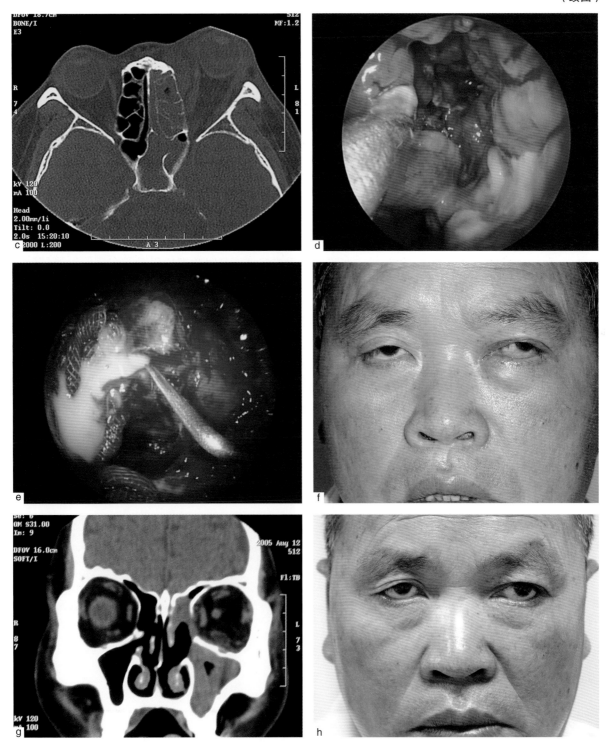

**图 5-5-1 糖尿病患者，左侧鼻窦炎并发左侧眶内脓肿**

a—鼻窦手术后出现左眼视力进行性下降至失明。查体：左眼球固定，上睑下垂，球结膜水肿，瞳孔直接对光反射消失。b—鼻窦手术后鼻窦冠状位 CT 扫描，软组织窗。显示左侧筛窦及上颌窦软组织密度影，部分含气；眶纸样板连续性欠佳；眶内下方局限性软组织密度影，眼内肌增粗。c—鼻窦轴位 CT 扫描，骨窗。显示眶纸样板完整，眼眶前部毗邻眶纸样板处软组织密度影，眼内肌增粗，眼球突出。d—鼻内镜术中所见，鼻窦黏膜高度水肿，伴脓性分泌物。e—鼻内镜术中所见，切开眶筋膜，大量脓性分泌物自眶内溢出。f—术后 2 周，左眼球运动好转，内收仍受限；球结膜水肿消失；视力未恢复。g—术后鼻窦冠状位 CT 扫描，软组织窗。显示左眼眶内下方软组织影消失，眶内结构清晰。h—术后 1 个月，眼球运动正常，视力未恢复

## 四、治疗

全身抗感染治疗与眶蜂窝织炎相同。对于已形成眶内脓肿者，应根据脓肿所在部位选择经鼻内或鼻外入路行眶骨膜广泛切开以利于引流，鼻窦炎所引起者应同时施行鼻窦开放引流手术。围手术期应足量、足疗程使用敏感抗生素，密切注意视力等眼部症状和体征的改变，以及有无颅内并发症的出现。

# 第六节　眶尖综合征

眶尖综合征（orbital apex syndrome，OAS）是指外伤、炎症、出血或肿瘤伤及眶尖的视神经孔及眶上裂，致Ⅲ、Ⅳ、Ⅵ、$V_1$脑神经麻痹，引起视力丧失、眼球固定、瞳孔散大、角膜反射消失等眶尖组织功能损伤的一系列临床表现。

## 一、病因

眶尖是锥形骨性眼眶的最后部与面颅的连接处，其后方借眶上裂、视神经管与颅中窝相交通（图5-6-1），主要结构包括眼肌、动眼神经（Ⅲ）、滑车神经（Ⅳ）、展神经（Ⅵ）、三叉神经第一支（$V_1$，眼支）及视神经（Ⅱ）（图5-6-2，图5-6-3），眶尖后方毗邻海绵窦，内侧毗邻蝶窦和后组筛窦，下方为蝶骨体基部与翼腭窝顶部相毗邻，外侧借蝶骨大翼与颅中窝毗邻（图5-6-4）；脑神经自后方的海绵窦经眶尖后方的眶上裂、视神经管穿出（图5-6-5）。

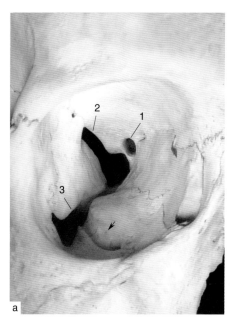
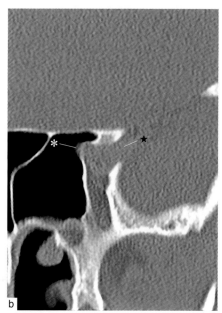

**图5-6-1　眶尖**

a—右侧骨性眶尖正面观，b—左侧眶尖冠状位CT图像。1—视神经孔，2—眶上裂，3—眶下裂，
➤—眶下神经沟，*—视神经管隆起，★—眶上裂

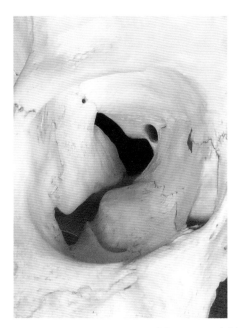
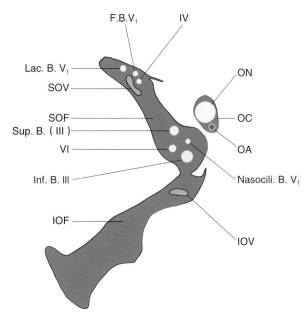

**图 5-6-2　右侧眶尖的神经、肌肉、血管示意图**

Lac. B. V$_1$—泪腺神经，SOV—眼上静脉，SOF—眶上裂，Sup. B.（Ⅲ）—动眼神经上支，Ⅵ—展神经，Inf. B. Ⅲ—动眼
神经下支，IOF—眶下裂，F. B. V$_1$—额神经，Ⅳ—滑车神经，ON—视神经，OC—视神经管，OA—眼动脉，
Nasocili. B. V$_1$—鼻睫神经，IOV—眼下静脉

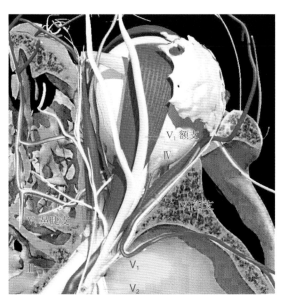
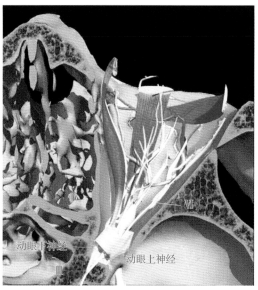

**图 5-6-3　眶尖神经示意图**

V$_2$—上颌神经

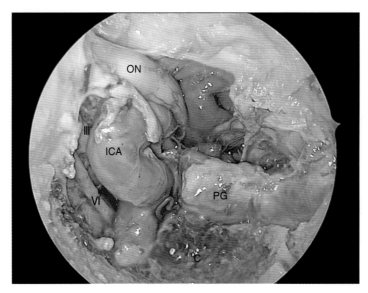

**图 5-6-4　左侧眶尖及其毗邻的大体解剖**

ICA—internal carotid artery，颈内动脉；Ⅵ—展神经；Ⅲ—动眼神经；ON—视神经；PG—垂体；C—斜坡

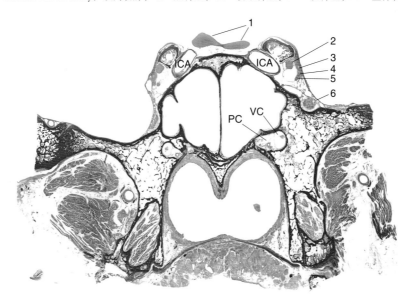

**图 5-6-5　冠状切片示海绵窦结构**

ICA—颈内动脉，VC—翼管，PC—腭鞘管，1—视交叉，2—动眼神经，3—滑车神经，4—眼神经，5—展神经，6—上颌窦神经

　　OAS 的病因大致可分为占位性病变、非特异性炎症、外伤、感染及医源性损伤，其分布情况见表 5-6-1，其中占位性病变是引起眶尖综合征最为常见的病因。

**表 5-6-1　OAS 的病因分布情况**

| 文献作者及发表年份 | 占位性 | 外伤性或医源性 | 自身免疫性 | 其他 |
| --- | --- | --- | --- | --- |
| 边俊杰，等（2007） | 35%（29 例） | 30%（25 例） | 19%（16 例） | 16%（13 例） |
| Keane JR（1996） | 38%（57 例） | 29%（44 例） | 21%（32 例） | 12%（18 例） |

## 二、临床表现及检查

　　视力减退和眼肌麻痹是眶尖综合征最常见的早期临床表现。本病的临床表现主要为与眶上裂内脑神经（Ⅲ、Ⅳ、V$_1$、Ⅵ）麻痹伴视神经受累的相应症状、体征。失明和复视为眶尖综合征患者最常见的首发症状，提示第Ⅱ、Ⅲ、Ⅳ、Ⅵ对脑神经受累；V₁或V₂（三叉神经第二支，即上颌神经）受累时，常表现为眶周或颜面部疼痛，可同时伴有眶周皮肤麻木和瞳孔对光反射不对称；眼球突出与眶内感染、炎症和肿瘤占位有关。血管因素所致的海绵窦综合征，如颈动脉海绵窦瘘，常与搏动性突眼有关。

瞳孔检查可了解是否存在传入孔缺陷，结合最佳矫正视力检查、色觉检查对视神经功能进行综合评价。动态或静态视野测试可提示视力正常者潜在的视野缺损。

### 三、诊断

在对眶尖综合征进行病因诊断时，神经影像学检查是明确眶尖综合征病因必不可少的手段。眶尖外伤性病变时，CT可清楚地显示眶尖的骨质破坏情况（图5-6-6），是否存在异物（图5-6-7），以及毗邻的鼻窦病变。MRI对眶尖处神经性或囊性占位性病变有较高的诊断价值（图5-6-8）。临床怀疑为血管性病变（图5-6-9）时，可行CTA、MRA及全脑血管造影检查。实验室检查对于诊断非特异性炎症和感染性疾病所致的眶尖综合征有一定帮助。此外，病理学检查亦有助于明确眶尖病变的性质。

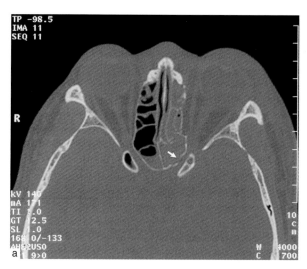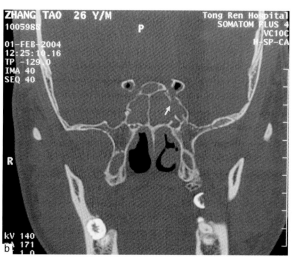

**图5-6-6　CT显示右侧眶尖骨折致眶尖综合征**

a—轴位CT平扫显示左侧筛板后段塌陷（箭头），向眶尖突出。b—冠状位CT平扫重建显示后组筛窦和蝶窦外侧壁骨折，向外挤压眶尖。相关病史：患者，男，37岁，车祸致左眼失明伴眼睑下垂2周

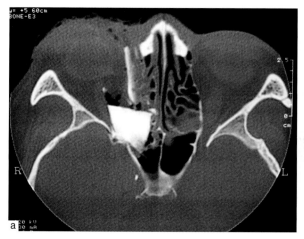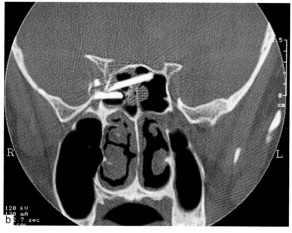

**图5-6-7　CT显示右侧眶尖异物致眶尖综合征**

a—轴位CT重建显示右侧眶尖高密度影。b—冠状位CT重建显示右侧眶尖处高密度影。相关病史：患者，男，16岁，枪击伤致右眼视力减退、眼球固定、上睑下垂12个月余

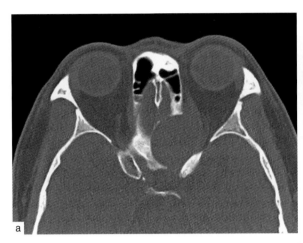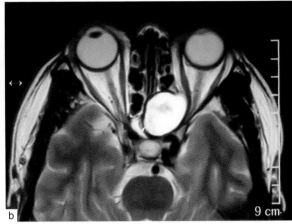

**图 5-6-8　MRI 显示蝶窦囊性占位致眶尖综合征，箭头所示为占位性病变**

a—轴位 MRI $T_1$ 加权液体衰减反转恢复（FLAIR）序列，右侧蝶窦、后组筛窦及眶尖后方出现高信号影。b—轴位 MRI $T_2$ 加权，快速恢复快速自旋回波脉冲（FRFSE）序列成像显示左侧蝶窦、后组筛窦及眶尖低信号影，边缘完整，信号强化。相关病史：患者，男，55 岁，右眼视物模糊伴复视、右睑下垂 6 天

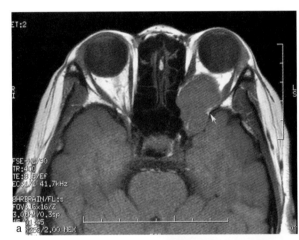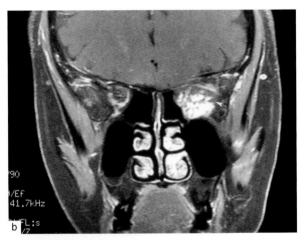

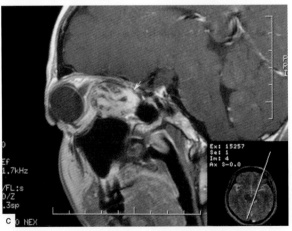

**图 5-6-9　血管性占位性病变所致眶尖综合征，箭头所示为占位性病变**

a—轴位 CT 平扫。b—冠状位 CT 增强扫描，显示眶尖占位性病变强化，同时左侧蝶鞍旁强化。c—矢状位 CT 扫描，显示眶尖占位性病变。相关病史：患者，女，46 岁，左眼视物模糊伴左额部麻木感 10 余天

## 四、治疗

眶尖综合征病因复杂，其发病机制主要为直接或间接因素造成眶尖局部压力增高，眶尖组织、神经和血管受压，引起视神经、眶上裂内脑神经受累。因此，本病的治疗原则以治疗原发病为主，积极降低眶尖局部压力，辅以支持疗法。

若为外伤性或医源性因素直接或间接造成眶尖局部骨质破坏、血肿形成者，应及时通过手术解除对视神经、眶上裂内脑神经的压迫，并全身静脉应用抗生素预防感染。感染性因素所致的眶尖综合征，如真菌性鼻窦炎、化脓性鼻窦炎等，应首先积极控制感染，并同期行局部病灶处理，如开放筛窦、蝶窦等手术，目的是改善局部引流、解除眶尖压迫。对于非特异性炎症所致的眶尖综合征，应给予相应的专科治疗。对于占位性病变，根据肿物的性质及侵犯部位，可选择性行外科治疗，并辅以相应的综合治疗。药物治疗方面，应根据病情适当使用糖皮质激素、神经营养药物及血管扩张药，以减轻神经水肿、改善局部组织微循环、促进功能恢复。

（张革化）

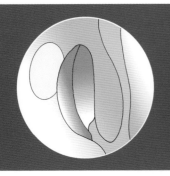

# 第六章　鼻眶外伤

## 第一节　眶爆裂性骨折

### 一、概述

眼眶骨折是指组成眼眶腔的各壁与其相连骨组织的骨折，其治疗除了眼科本身外，往往需联合鼻科、口腔颌面外科、神经外科等。目前眼眶骨折主要分为单纯性（爆裂性）骨折和复合性（非爆裂性）骨折，区别在于是否合并眶缘骨折。眶爆裂性骨折（blowout fracture of the orbit）也称为击出性骨折或液压性骨折，常为薄弱的眶底或眶内壁骨折或眶底和眶内壁同时骨折。复合性骨折临床上常见的有眶顶骨折、眶－上颌－颧骨（orbital-maxillary-zygoma，OMZ）骨折、鼻－眶－筛（naso-orbito-ethmoid，NOE）骨折。同时发生除单纯性（爆裂性）骨折以外的上述两种或两种以上的骨折称为多发性骨折。

#### （一）眼眶的应用解剖

骨性眶壁是一锥形或梨形结构，由7块骨组成，分别是泪骨、筛骨、蝶骨、额骨、颧骨、上颌骨、腭骨。眶壁分上、下、内、外4个壁（图6-1-1）。眶下壁即眶底，大部分由上颌骨眶面构成，眶下壁下方几乎全部为上颌窦，缺乏有力的支撑。眶内壁大部由筛骨纸样板组成。当眶腔受到钝性冲击时，眶压急骤升高，升高的眶压使眶壁受力最大处或最薄弱部分发生骨折。眶下壁受力最大，而内壁筛骨纸样板菲薄，两者均易发生爆裂性骨折。外力直接撞击或挤压眶缘，使相应部位发生骨折、变形或移位，可发生复合性骨折。

#### （二）临床表现

1. 复视、眼球运动障碍　复视和眼球运动障碍为本病的主要症状，也是治疗的主要目的。眶底骨折出现垂直位复视，常主诉下楼梯时或阅读困难。眶内壁骨折出现水平位复视。

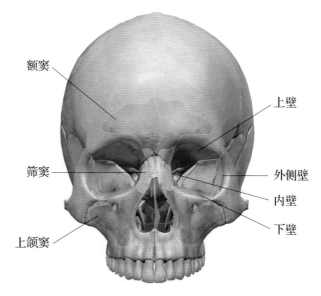

图 6-1-1　眶区立体图

2. 眼球内陷　伤后眶组织水肿逐渐消退后出现，伤后1周至1个月发展最快，2~3个月时稳定。眼球内陷主要由骨折后眶腔增大及眶组织脱出，同时眶内容物吸收减少所致，表现为睑裂缩小、上睑沟形成、眼球突出度减低。

3. 眶下神经支配区麻木　眶下神经为三叉神经第二支上颌神经的分支，损伤后可出现患侧颊部、鼻翼、上唇、牙龈等部位的麻木感和感觉迟钝。

4. 鼻出血　内壁骨折时相对较多。

**（三）诊断及鉴别诊断**

根据典型的外伤史、临床症状、牵拉试验及CT影像学检查，诊断并不困难。CT是眼眶骨折主要的影像学检查，CT检查要做轴位及冠状位扫描，必要时加矢状位扫描，以免遗漏小的眶下壁骨折；为显示眼外肌及软组织情况，应显示骨窗及软组织窗。必要时行MRI检查以详细了解眼外肌情况。牵拉试验可鉴别麻痹性和限制性运动障碍。

## 二、眶壁整复手术

骨折整复术的目的是恢复眼眶的解剖完整性，恢复眶内容，解除眼外肌嵌顿及软组织牵拉，消除复视及矫正眼球内陷。

**（一）手术适应证**

（1）复视持续存在，CT显示眼外肌嵌顿。

（2）眼球内陷>2mm或眼位改变者。

手术一般应在伤后1~4周进行，儿童等眼外肌嵌顿严重、运动明显受限者应尽早手术。伤后时间久可造成眶组织与鼻窦黏膜及骨折组织粘连及瘢痕化，造成分离、还纳困难，而且，即使将嵌顿组织还纳回眶内，眼外肌功能也不能完全恢复。

手术应在双目放大镜或显微镜下进行，尤其是深部操作时在显微镜下操作更为清晰、确切。对于部分患者可联合鼻内镜下眶壁骨折整复。手术以全身麻醉下进行为宜。

**（二）眶底骨折整复手术**

1. 切口　①下睑缘下皮肤（睫毛下）切口（图6-1-2a）：下睑缘下1~2mm，平行睑缘切开，眼轮匝肌下潜行分离，至眶下缘处平行于眶缘切开骨膜，在骨膜下分离暴露骨折区。②穹窿结膜切口（图6-1-2b）：沿下穹窿结膜剪开，切口自内眦到外眦部，如暴露欠佳常联合外眦韧带切开。此切口外观无瘢痕，并可与泪阜切口相连。

2. 分离、还纳及修复　钝性分离嵌入上颌窦的眶组织并完全还纳回眶内，不要损伤嵌顿的肌肉，充分暴露骨缺损各缘（图6-1-3）。注意内侧剥离骨膜时，不要损伤鼻泪管。注意保护眶

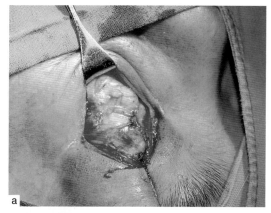

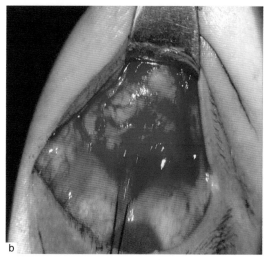

**图6-1-2　眶底骨折整复手术入路**
a—下睑缘下皮肤切口，b—穹窿结膜切口

下神经，勿将眶下裂误认为骨缺损。将脱出的眶组织尽量一起从上颌窦腔内托起还纳，而不要一点点地还纳。充填植入材料（图6-1-4）时尽量将骨缺损区遮挡，不要过于靠近眶缘，钛网植入要符合眼眶"S"形曲线结构，以免顶推眼球。充填植入材料应适当固定，植入后检查是否还有组织嵌顿，做牵拉试验并与术前比较以明确肌肉嵌顿是否恢复。伴有眼球内陷者，充填植入材料的大小和厚度要考虑眼球内陷的矫正。术中用眼球突出计测量，术毕伤侧要高于健侧1~2mm，

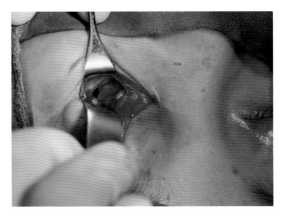

图 6-1-3　暴露骨缺损

这样水肿消退后可达到双侧对称。不是任何程度的眼球内陷均可矫正，要注意内陷和复视的平衡。

3. 缝合　6/0可吸收线缝合骨膜、皮下，6/0丝线缝合皮肤切口（图6-1-5）。

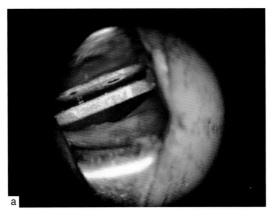

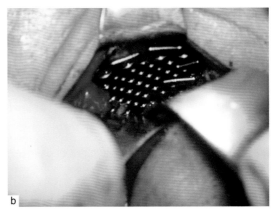

图 6-1-4　充填植入材料

a—复合人工骨片，b—钛网

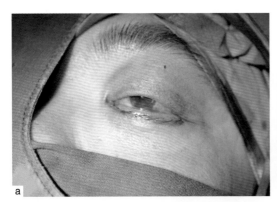

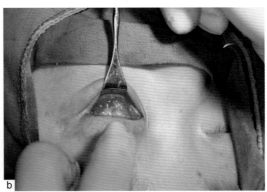

图 6-1-5　缝合切口

a—下睑缘下皮肤切口缝合，b—穹窿结膜切口缝合

**（三）眶内壁骨折整复手术**

1. 切口 ①内眦皮肤切口：距内眦角 5~6mm，沿皮肤纹理弧形切开皮肤，分离至泪前嵴上，切开骨膜及内眦韧带，保留部分内眦韧带鼻侧端以利于复位（图 6-1-6）。沿切口自骨膜下向眶缘内分离，将泪囊自泪囊窝处剥离并推向眶内侧。注意勿损伤泪囊窝下端的鼻泪管。此切口暴露好，无脂肪脱出，但存在皮肤瘢痕可能。②结膜切口：泪阜处切开结膜，泪囊后分离至泪后嵴，在泪后嵴后层面切开骨膜，避免损伤泪囊。此切口的优点是瘢痕不明显，但暴露有一定困难，必要时需联合外眦韧带下支切开以扩大暴露范围。

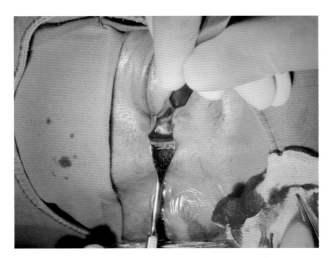

图 6-1-6 内眦皮肤切口及暴露内眦韧带

2. 分离、还纳及修复 钝性分离嵌入筛窦内的眶组织（图 6-1-7），尽量完整还纳回眶内，注意电凝切断筛前动脉，防止出血的动脉回缩入骨缝，造成止血困难。骨折达眶尖时注意尽量避免损伤视神经。根据骨缺损的大小和形状，植入适当的充填材料将骨缺损区尽量遮挡并固定，植入物前端位于泪后嵴后。

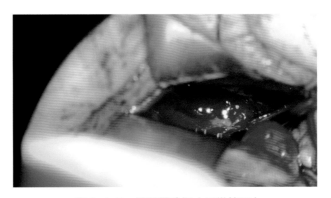

图 6-1-7 暴露骨缺损（显微镜下）

3. 缝合 复位内眦韧带，缝合骨膜、皮下及切口。若同时有眶内壁和眶底骨折，可分别行内壁和眶底骨折整复，也可行内下壁骨折整体整复（图 6-1-8），修复材料通过内下隅角部相连。

修复材料是具有良好的生物相容性、一定的生物力学强度及适当的可塑性等生物学特性的三维孔隙 - 网架结构。早期修复材料主要应用硅胶、自体骨等，现今多采用 Medpor（高密度多孔聚乙烯）材料、钛合金材料和羟基磷灰石复合材料。

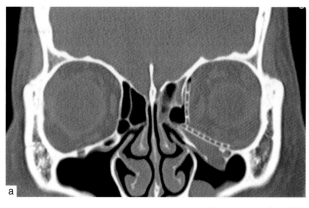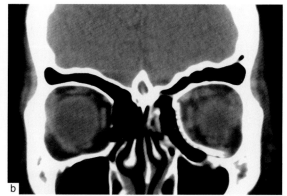

**图 6-1-8 内下壁骨折整复术后 CT**

a—眶内壁和眶底骨折分别整复，b—眶内下壁骨折整体整复

## 三、手术并发症

### （一）近期手术并发症

是指术中及术后早期发生的并发症。眶壁骨折手术涉及视神经、动眼神经、视网膜中央动脉等重要组织结构，其损伤可导致相应功能的损伤，术者应严格掌握手术适应证，熟悉眶腔解剖结构，充分了解病情及 CT 情况，仔细设计手术方案，严格按步骤操作，以减少手术并发症的出现。

常见手术并发症有出血、视力减退或丧失、眶下神经损伤、眼外肌损伤等。术后并发症有下睑外翻、眼球位置上移、复视加重、植入物排斥等。

视力减退或丧失：主要由术中过度牵扯造成视神经或视网膜中央动脉的直接或间接损伤、植入物过多或过于接近眶尖压迫神经所致。术中对眶尖部尤其应谨慎操作，术中观察瞳孔，术后早期检查视力情况以便早期发现并处理。

出血：多由术中止血不彻底所致，尤其注意筛前动脉应电凝切断，以免血管收缩进窦腔内造成止血困难。

### （二）远期手术并发症

是指术后 6 个月以后出现的并发症，包括植入物排斥、植入性囊肿、迟发性感染、迟发性出血等。植入物排斥主要与材料性质有关。术后感染、植入物位置靠前、固定不确切可造成材料移位，应手术取出，此时材料周围多已形成纤维机化膜，能够阻止眶组织脱出，可不再重新植入，也可根据内陷程度及感染情况决定同期或二期再次填充。早期应用硅胶材料排斥较多，现今应用的植入材料组织相容性好，较少发生植入物的排斥。迟发性感染主要是鼻源性眶内感染，由鼻旁窦炎症蔓延到眶内所致，植入材料位置不正确而堵塞窦腔开口造成引流不畅也是形成眶内感染的原因。治疗时应取出植入物并清创、引流，视鼻窦炎症情况行窦腔开放根治。眶内植入性囊肿（图 6-1-9）主要由于外伤较严重或手术时解剖欠清晰、分离还纳的层次欠准确，

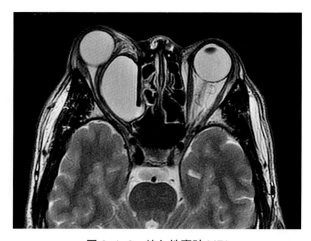

**图 6-1-9 植入性囊肿 MRI**

导致鼻窦黏膜进入眶内形成，可行手术摘除植入性囊肿，同时取出植入材料。手术中将进入眶内的鼻窦黏膜去除，完整分离骨折区，避免黏膜组织与眶组织相连，可减少植入性囊肿的产生。

# 第二节 鼻－眶－筛骨折

## 一、概述

鼻－眶－筛区位于面中部三分之一的中央，其骨性结构由颅颌面多骨交汇而成，构成眶间区，与颅眶等重要结构相邻。该区重要的软组织结构包括内眦韧带、眼轮匝肌、泪道系统及眶内容物。它是人体最为复杂的解剖区域之一。对于面部而言，其外观形态具有重要的美学意义。

鼻－眶－筛骨折的概念首先由 McCoy 于 1959 年提出，还出现过鼻－眶骨折、鼻－筛骨折等概念。但因前者能更全面地概括联合发生于鼻、筛窦及眼眶的骨折而被广泛使用。因骨折涉及颅面多个结构，又被称为鼻－眶－筛复合体骨折。

鼻－眶－筛骨折是眶内壁骨折伴邻近骨结构（涉及鼻骨、眶内缘、泪骨、鼻泪管、筛骨、上颌骨额突和额骨鼻突）损伤的骨折。临床表现主要有眼球运动受限、眼球内陷、鼻背塌陷、内眦增宽、鼻眶窝变浅、泪道阻塞等。手术复杂烦琐，既要恢复眼部功能，又要求改善眼部外观。

## 二、鼻－眶－筛骨折的分类

鼻－眶－筛骨折有不同的分类方法，目前较常应用的是 Manson 和 Markowitz 分类。他们根据内眦韧带及内眦韧带所附着的中央骨段的损伤情况和移位程度，将鼻－眶－筛骨折分为三类，并提出相应的治疗措施。

Ⅰ类：中央骨段整块骨折，无移位或轻度移位，内眦韧带附着在中央骨段上，可将骨折片复位后用微型钛板固定。

Ⅱ类：中央骨段部分粉碎、移位，但内眦韧带未发生剥离，骨折线在内眦韧带附着区之外，也可将骨折片复位后用微型钛板固定。

Ⅲ类：中央骨段粉碎性骨折，并波及内眦韧带，内眦韧带发生剥离。中央骨段需要植骨重建，并行内眦韧带悬吊术。

## 三、手术治疗原则

### （一）骨折复位与固定

对于合并其他颅面骨折的复杂鼻－眶－筛骨折，先进行外周骨折复位，重建上下颌正常咬合关系和面中部的高度和突度，最后再进行鼻－眶－筛骨折的复位固定。

手术入路：可选择原伤口切口、冠状切口、口内切口、鼻根部"H"形切口、下睑皮肤切口、内眦皮肤切口，视病情选择不同切口或联合多个切口。

### （二）眶壁骨折整复（图 6-2-1）

同鼻眶外伤导致的眶爆裂性骨折，鼻－眶－筛骨折多同时有眶内壁和眶底骨折，可分别行内壁和眶底骨折整复，或内下壁骨折整体整复，注意内下壁交界处应留出适当位置以便于泪道系统的处理。

### （三）内眦畸形的矫治

离断的内眦韧带往往有挛缩，失去原有的弹性，复位固定时张力大，可采用不同方式的内眦韧带悬吊术。内眦韧带残端周围充分分离，减少周围瘢痕组织的牵拉，泪前嵴的后方平行于对侧内眦角部位的骨壁植入钛钉或钛板（图 6-2-2），钢丝结扎固定内眦韧带，术中测量两侧内眦角距鼻中线的距离，内眦韧带应适当过矫。

### （四）泪道系统的处理

急诊处理伤口时同期行断裂的泪小管吻合，可采用直接插入法、环形插入法、鼻腔内留置法等，植入的吻合管应保留 3~6 个月。有学者主张骨折整复手术同期行泪囊鼻腔吻合术或鼻内镜下泪囊鼻腔造孔术以吻合断裂的鼻泪管。

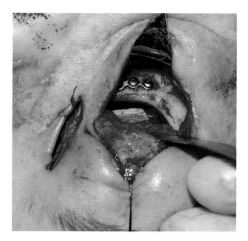

**图 6-2-1 眶缘固定联合人工骨植入**

在充填人造骨片前做好骨窗并做好鼻黏膜及泪囊黏膜的吻合瓣，待充填植入物后行端 – 端吻合，注意植入物前端不要对吻合部位推顶、挤压。也有学者主张骨折复位 3~6 个月后再行泪囊鼻腔吻合术或激光泪道成形术。

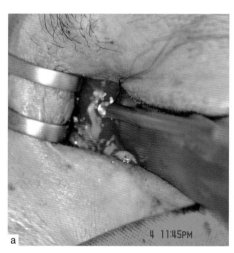 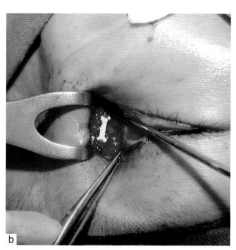

**图 6-2-2 内眦韧带悬吊（首都医科大学附属北京同仁医院李冬梅教授提供）**
a—自攻型钛钉拧入泪前嵴骨壁，b—泪前嵴骨缺损时先行钛板固定

# 第三节 外伤性视神经病

近年来，随着交通事故的不断增加及竞技体育的发展，外伤性视神经病（traumatic optic neuropathy）的发病率呈不断上升趋势。Walsh 和 Hoyt 将外伤性视神经病定义为除外外眼和早期检眼镜所见的眼和视神经损害的外伤性视力丧失，又称为视神经间接损伤、创伤性视神经病或视神经管骨折。颅脑受外伤后，外力通过颅骨骨质或眼球移动传递给视神经，造成视神经间接损伤，这种损伤多继发于闭合性颅脑外伤，尤其是颞外侧额区的损伤，为作用于额骨的力量突然减速所致。这种损伤占颅脑外伤的 0.5%~5%，也有报道为 0.5%~1.5%。外伤性视神经病可造成患者视力部分或全部丧失，后果严重，因此受到广大临床医务工作者的重视。

## 一、应用解剖

视神经由视网膜神经节细胞的轴突即视神经纤维汇聚而成，从视盘开始后穿过脉络膜及巩膜筛板出眼球，经视神经管进入颅内至视交叉前角止。视神经全长约50mm，分为球内段、眶内段、管内段和颅内段4部分（图6-3-1）。

1. 球内段 为视神经纤维集中起来穿过眼球壁的一段，长0.7~1.0mm，包括视盘和筛板部分，是视路中唯一可用肉眼看到的部分。该段视神经纤维在筛板前无髓鞘，穿过筛板以后有髓鞘包绕。

2. 眶内段 眼球至视神经管的眶口部分，长25~30mm，视神经眶内段的长度比眼球至视神经管眶口的距离长约7mm，此段呈"S"形弯

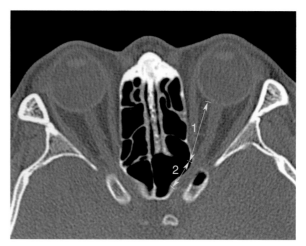

**图6-3-1 轴位视神经管CT**
1—视神经眶内段，2—视神经管内段

曲，有利于眼球向各个方向自由活动而不致造成牵拉，如牵拉超过7mm将损伤视神经。视神经眶内段的外面被经视神经管延续而来的3层脑膜包绕，周围被眶脂肪和眼外肌包裹，有利于保护该段视神经。

3. 管内段 位于视神经管内（图6-3-2）。视神经管位于眼眶内侧壁的后部，由蝶骨小翼两根合抱而成，长4~10mm。视神经管有2个口、4个壁，眶口开口于眶尖部，颅口开口于颅中窝。视神经管内侧壁最长且最薄；下壁最短，但较内侧较厚。眶口处四壁增厚，称为视环，是视神经管最狭窄的部位，所以Uemura（1978）认为视神经管减压时应将其纤维总腱环切开，以达到充分减压的目的。但是Chou等的研究认为视神经管最狭窄的部位是在视神经管的中部，因为经计算管中部的横截面积最小；并认为管中部的视神经在间接损伤后继发水肿及鞘膜出血时，伤害可能最严重。国内陶存山等对视神经管的研究也表明视神经管最狭窄的部位是视神经管中部。

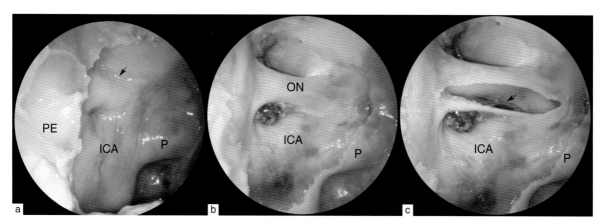

**图6-3-2 蝶窦外侧壁内镜标本解剖图**

a—内镜下开放后组筛窦（PE）和蝶窦后，显示蝶窦内的视神经管隆突（箭头）、颈内动脉隆突（ICA）和垂体窝（P）；b—去除蝶窦外侧壁骨质后，显示视神经（ON）、颈内动脉隆突（ICA）和垂体窝（P）；c—切开视神经鞘膜后，显示视神经及其下方的眼动脉（箭头），ICA—颈内动脉隆突；P—垂体窝

视神经管与蝶窦和筛窦关系密切，为鼻内镜下行视神经管减压提供了解剖基础。视神经管的内侧壁紧邻蝶窦和筛窦，其变异较大，主要与筛窦的气化程度有关，但80%视神经管内壁与蝶窦相邻。当后组筛窦形成蝶上筛房或Onodi气房时，蝶窦则位于下方或前下方，此时视神经管在筛窦外侧壁上向窦腔内隆起形成视神经管隆突（图6-3-3），视神经管隆突是鼻内镜下寻找视神经管的一个重要标志（图6-3-4）。Van Alyea（1941）观察到40%的标本有视神经管隆突。国内李健及李源观察到的视神经管隆突存在率分别为55.0%和77.0%。

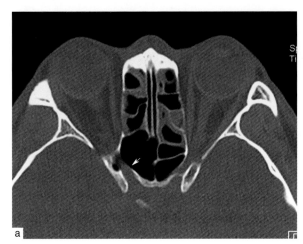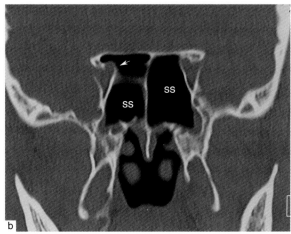

**图6-3-3 视神经管CT扫描**

a—轴位，骨窗，箭头所示为视神经管。b—冠状位，骨窗，箭头所示为位于蝶窦（SS）上方后筛（Onodi气房）的视神经管隆突

视神经和眼动脉走行在视神经管内，视神经和眼动脉外被由外到内的硬脑膜、蛛网膜和软脑膜3层鞘膜包绕，管内段视神经被牢固地固定于视神经管内而无活动的空间。在视神经的损伤中，其中95%以上为管内段的间接损伤。

4. 颅内段 从视神经管颅口至视交叉部分，长约10mm，两侧视神经向后走行，最后进入视交叉前臂的左、右两侧角。视交叉位于前床突外侧，下方为蝶窦，上方有额叶覆盖。当前床突骨折时，有可能挤伤该段视神经。颅内段视神经的骨管开口处由于硬脑膜反折形成一个3mm的镰状皱襞，外伤中镰状皱襞易压迫视神经而造成损伤。

## 二、发病机制

原发性损伤包括视神经内、硬脑膜、神经鞘间隙的出血，视神经的撕裂，以及视神经的挫伤性坏死。继发性损伤包括：视神经水肿，它将加重缺血并使

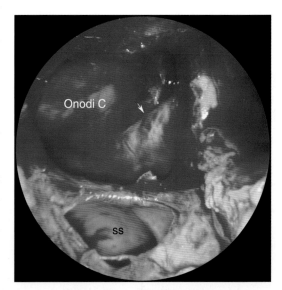

**图6-3-4 视神经管内镜图**

箭头示位于Onodi气房（Onodi C）外侧的视神经管隆突，SS—蝶窦

有恢复潜能的神经元进一步丧失功能；局部血管受挤压或全身血液循环障碍造成的视神经缺血性坏死；相关血管阻塞造成的视神经梗死。

### 三、临床表现及诊断

1. 视力障碍　外伤性管内段视神经损伤后，视力障碍往往在伤后立即发生或伤后数分钟、数小时出现。但合并有严重的颅脑外伤时，患者伴有昏迷，在抢救时人们的全部注意力集中于患者的生命体征，视力的丧失往往发现较晚。

2. 瞳孔反射异常　伤侧瞳孔直接对光反射迟钝或消失，间接对光反射存在。

3. 皮肤伤痕　眉弓颞上方有外伤着力点，表现为局部皮肤伤痕（图 6-3-5）。

4. 鼻出血或脑脊液鼻漏　伴有间歇性发作的喷射性鼻出血，要警惕假性动脉瘤形成。

5. 视野缺损　轻者视野存在，形态不一，可呈中心暗点、旁中心暗点，重者视野不能测出。

6. 眼底检查　缺乏特异性，部分正常，或呈视盘水肿、苍白。

7. 视觉诱发电位检查　患侧 P 波较健侧明显变低，时间延长。

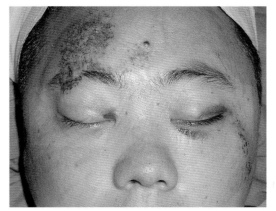

**图 6-3-5　头面部受伤着力点**
车祸受伤，右侧眉弓上方为着力点，局部皮肤有擦伤

8. 影像学检查　行双侧视神经管高分辨率冠状位及轴位 CT 扫描（图 6-3-6），可显示视神经管壁有不同程度的骨折，有的骨片直接刺入或压迫视神经，后组筛窦和蝶窦外侧壁因骨折而变形或发生筛窦、蝶窦内出血等。并非所有骨折均可通过 CT 扫描得以诊断，临床诊断需结合症状。

根据以上的临床症状，诊断管内段视神经损伤并不困难。

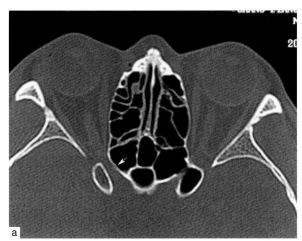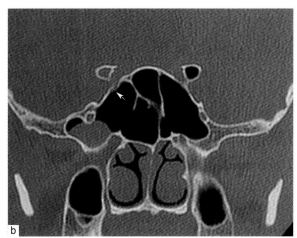

**图 6-3-6　视神经管骨折的 CT 图像（骨窗）**
a—轴位 CT 显示视神经管骨折（箭头），
b—冠状位 CT 提示骨折（箭头）位于视神经管下缘

## 四、治疗

### （一）手术适应证

（1）明确诊断为外伤性视神经病，无颅脑外伤或不危及生命。

（2）视力明显减退或丧失。

（3）甲泼尼龙治疗 72 小时后视力无改善。

（4）在糖皮质激素治疗期间视力进行性下降。

（5）CT 扫描明确为视神经受压而导致的全盲。

### （二）术前准备

（1）行视神经管薄层 CT 及颅脑 CT 扫描，为除外假性动脉瘤的形成，必要时行 CTA 或 MRA，或行头颅多普勒检查。

（2）全身麻醉术前常规。

（3）神经外科会诊，目的是除外颅内脑组织损伤，特别是下丘脑的损伤。

（4）眼科会诊，对视功能进行综合评估。

（5）VEP。

（6）视野检查。

### （三）麻醉

通常采用经口插管或喉罩，全身麻醉控制性动脉降压。

### （四）手术步骤

1. 开放筛窦及蝶窦　　可以采用由前向后的常规方法，开放前组和后组筛窦；然后再开放蝶窦，尤其将蝶筛间骨板完全切除，充分暴露蝶窦腔（图 6-3-7）。当鼻腔较为宽大，可以经鼻腔直接开放后组筛窦和（或）蝶窦；如果中鼻道及筛窦较宽，也可以直接经中鼻道 – 中鼻甲基板开放后组筛窦和（或）蝶窦（图 6-3-8）。鼻窦开放程度应遵循外科原则，即满足手术目标（视神经管及相邻结构）的充分暴露、便于后续操作，例如使用蝶窦或蝶窦间隔作为定位视神经管的解剖参考标志（图 6-3-9）；也利于对可能出现的问题的处理，例如蝶鞍区局部伴多发性骨折中，良好的视野有利于保证对骨折片处理过程的安全性。

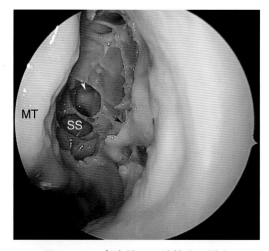

**图 6-3-7　鼻内镜下开放筛窦及蝶窦**
黑箭头示筛泡基板，白箭头示视神经管，
MT—中鼻甲；SS—蝶窦

2. 定位视神经管　　以蝶骨平台为标志，在其下外方寻找视神经管隆突，如果有颈内动脉 – 视神经隐窝或视上隐窝，则以此为视神经管的上、下界，将视神经管内壁充分减压。

视神经管隆突不明显时，可以参考视神经与颅底、垂体及颈内动脉等结构的关系（参见图 6-3-2），以蝶窦平台、颈内动脉 – 视神经隐窝、垂体窝及眶尖等作为解剖参考标志。

3. 开放视神经管　　用高速金刚砂磨钻将视神经管内壁磨至纸样薄壁，用小铲或耳科 Blakesley 剥离子将骨片剥起，再用显微钳取出（图 6-3-10），尽可能将视神经管开放超过 1/2 管周，全程从眶尖部到颅口近视交叉处，长 8~10mm（图 6-3-11）。

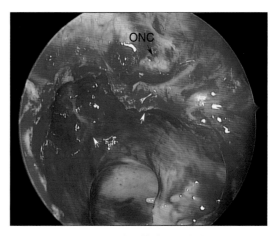

**图 6-3-9　视神经管减压手术内镜图**

黑箭头示蝶窦内间隔，结合 CT 可以作为定位视神经管
（ONC）的解剖参考标志；白箭头示蝶窦黏膜充血、肿胀，
黏膜下为骨质部位

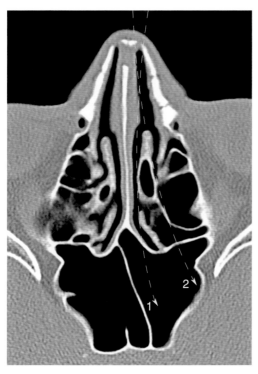

**图 6-3-8　手术入路示意图**

1—经鼻腔，或直接开放后组筛窦和（或）蝶窦，暴露
视神经管；2—经前、后组筛窦或经中鼻道 – 中鼻甲基
板直接进入后组筛窦和（或）蝶窦，暴露视神经管

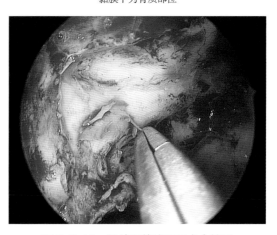

**图 6-3-10　视神经管减压手术内镜图**

视神经管骨质磨削至菲薄后，用剥离子掀起并用显微钳取出

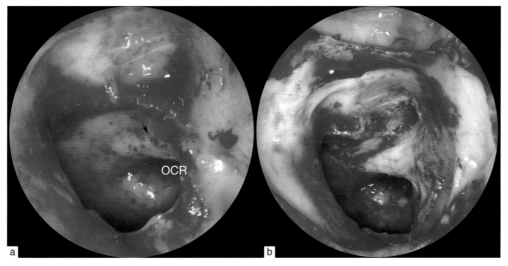

**图 6-3-11　视神经管减压手术内镜图**

a—开放蝶窦后，暴露视神经管隆突（箭头）和颈内动脉 – 视神经隐窝（OCR）；
b—磨除并去除视神经管骨壁后，暴露视神经鞘膜，同时去除眶尖区眶纸样板

4. 视神经鞘膜的处理    有明显鞘膜下血肿应切开鞘膜，切开后应有少量脑脊液漏；是否常规切开视神经鞘膜，尚无依据。

5. 填塞    手术结束时，可使用蝶窦黏膜或游离鼻黏膜覆盖于裸露的神经鞘膜上，尤其是对鞘膜切开的病例（图6-3-12）。外敷糖皮质激素浸湿的明胶海绵。术腔疏松填塞或不填塞；填塞时忌过紧或用力，避免压迫裸露的神经。

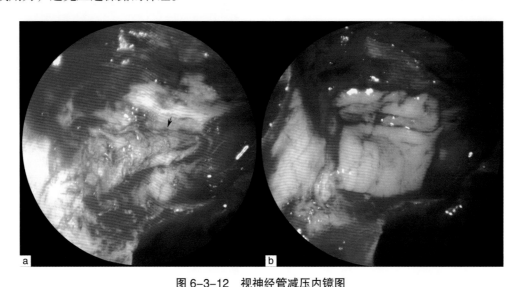

**图6-3-12　视神经管减压内镜图**

a—视神经管开放后，充分暴露视神经鞘膜（箭头）；b—取钩突黏膜覆盖视神经

6. 术后处理    48小时后将填塞物取出，术腔1周内不要冲洗。术后2~4周门诊复查，酌情清理。注意使用吸引器或器械时，忌直接接触和反复刺激视神经，以免再次损伤。

**（五）手术意外的处理**

1. 脑脊液漏    脑脊液漏可以由外伤造成，也可以是手术操作过程，尤其是清除骨折片时引起。即时的处理可以将损伤或脑脊液漏处局部周围的黏膜清除，暴露骨面，做移植床。直接取鼻甲或鼻中隔黏膜封闭，外压明胶海绵及碘仿纱条。较大面积者，采用多层修复，即取适当大小的自体骨片封闭骨缺损，再取鼻内游离或带蒂黏膜覆盖，填塞方法同前。

2. 颈内动脉损伤    由手术中操作损伤或因外伤形成的假性动脉瘤引起，应终止手术，放吸引器至鼻咽部吸血，时间允许的情况下应肌肉填塞，至少以碘仿纱条进行临时填塞，而后由介入外科处理。同时迅速交叉配血、输血。

3. 眶纸样板损伤    无眶骨膜撕裂，不用处理。如果眶骨膜撕裂，眶脂肪疝出，不必紧张，在手术结束之前，可用棉片将其保护好，继续完成手术，切忌进一步牵拉和抽吸，手术结束时，将保护棉片取出，仔细将其周围术腔清理后，不必还纳脂肪，只需用浸有抗生素和糖皮质激素的明胶海绵贴敷于脂肪表面（缺损面积大者，可用硅胶片保护），术腔常规填塞。注意术腔填塞物不要过多，局部压力不要过大。术后根据眶压情况给予脱水药，常规应用抗生素和糖皮质激素。

**（六）手术后处理**

（1）糖皮质激素冲击。根据术前糖皮质激素的使用情况，静脉给予甲泼尼龙500~1000mg/d，共3天，减量为80mg/d 5~7天后，改口服甲泼尼龙24mg/d，应用1周，然后每周递减8mg，减至8mg使用1周后减至4mg，再使用4周后停药。

（2）常规鼻内镜术后用药。

（3）扩张血管。应用复方血栓通、丹参、尼麦角林（商品名为脑通片）、尼莫地平等治疗。

（4）患侧颞浅动脉皮下注射复方樟柳碱2ml。

（5）营养神经和促进神经细胞生长。

（6）应用维生素$B_1$、维生素$B_{12}$、肌苷、胞磷胆碱等治疗。

（7）补充能量。腺苷三磷酸（ATP）20~40mg、辅酶A 100~200U。

（8）中药和针灸治疗。

（9）物理治疗，如高压氧治疗。

（周　军）

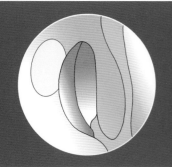

# 第七章　眼眶炎症及肿瘤

## 第一节　眼眶良性肿瘤

### 一、眼眶骨瘤

1856 年 Veiga 首次对眼眶骨瘤进行报道。眼眶骨瘤多起源于鼻窦软骨和膜状骨交界的骨缝处，也可以原发于眼眶骨组织本身，但更为常见的发生部位是额窦和筛窦。一般认为骨瘤的发生是骨质发育异常导致的，外伤、感染等因素可能是其发生的诱因。

**（一）临床表现**

一般以单侧眼眶发病多见，病程缓慢。眼部症状和体征出现早晚主要取决于骨瘤发生的大小和部位。骨瘤对眼部的影响主要是由瘤体本身的占位效应导致的。体积较小的骨瘤，一般不会引起任何明显的症状和体征，仅在做眼眶影像学检查时被偶然发现。来源于鼻窦的骨瘤，根据其具体来源部位不同、与眼眶内诸多组织结构的毗邻关系不同，可引起眼部相应的临床表现。骨瘤主要表现为眼眶部隆起、畸形，眼球移位和突出（图 7-1-1）。当骨瘤对视神经造成压迫时，可以导致视力减退或丧失、视盘水肿、视神经萎缩等。

**（二）诊断依据**

根据患眼眶部隆起畸形、眼球位置异常及发病极其缓慢等典型临床表现，可以考虑眼眶骨瘤的可能。在此基础上，需要行眼眶部影像学检查。由于骨瘤与眶骨的骨密度相似，因此，X 线和 CT 是诊断本病最有价值的技术手段。X 线和 CT 检查显示骨瘤为边界清晰的实体占位性病变，瘤体密度与骨组织类似（图 7-1-2）。

**（三）治疗原则**

对于累及眼眶和鼻旁窦、体积小、无症状的肿瘤，可以定期随诊观察，无须特殊处理。骨瘤体积较大、引起眼部和鼻窦症状和体征者，可以行手术切除。手术切除后骨缺损较大者可采用钛网进行修复。手术时，根据骨瘤累及的具体部位，可以请耳鼻喉科或神经外科医生协同完成。

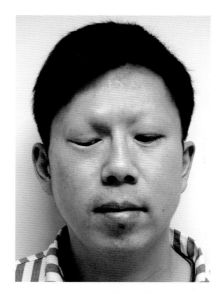

**图 7-1-1　右眼眶额骨骨瘤**

患者，男，27 岁，右眼无痛性进行性视力下降 10 年，右眼眉弓隆起，以鼻侧为著，右眼球突出伴向前下移位

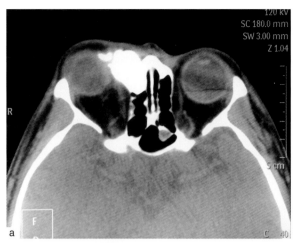

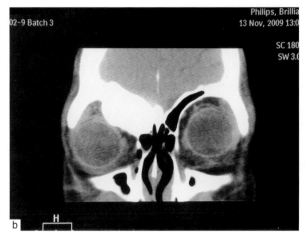
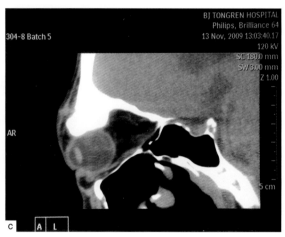

**图 7-1-2　右眼眶额骨骨瘤 CT 扫描图像**

患者，男，27 岁，右眼无痛性进行性视力下降 10 年，伴眼球突出。CT 扫描显示右侧额窦内高密度实性占位，
来源于额骨，并向右侧眶腔内突出；右侧眼环受压变形。a—轴位，b—冠状位，c—矢状位

## 二、黏液囊肿

眼眶黏液囊肿（orbital mucocele）一般是由原发于眼眶周围鼻旁窦黏液囊肿导致的一种鼻眶沟通性病变。当鼻旁窦引流通道出现炎性阻塞时，可以在鼻旁窦部位诱发产生充满液体的囊肿性病变；黏液囊肿可以侵蚀骨性眶壁后侵入眶内。该病变好发于额窦和前部筛窦。囊肿内通常含有奶油样无菌液体，也可因继发细菌感染导致脓肿形成。

### （一）临床表现

绝大部分患者无临床症状；部分患者可出现慢性头痛、眼球突出、眼位不正、复视或视力减退。依据黏液囊肿发生的具体鼻旁窦不同，患者可以出现不同的临床症状和体征。额窦黏液囊肿侵入眶内，可以引起眼球向下移位；如果同时累及颅腔，可出现搏动性眼球突出。筛窦黏液囊肿常侵犯眶内侧壁，导致眼球向外、向前移位；当囊肿扩大累及眶尖，可以导致视神经受损，视功能出现障碍。上颌窦囊肿可以侵犯眶下壁，引起眼球向上移位。蝶窦黏液囊肿可以导致视交叉损伤综合征。

### （二）诊断依据

根据患者眼球突出、眼球移位，以及有时伴有头痛、慢性鼻窦炎史，即可做出疑似诊断。为了确诊，必须行 CT 或 MRI 检查。CT 扫描可清晰地显示受累鼻旁窦扩大，周围骨壁膨胀、边缘光滑，其内为囊性低密度，以及黏液囊肿的累及范围和对眶骨壁造成的损伤程度（图 7-1-3）。MRI 可以更加清晰地显示黏液囊肿的形态，并有助于判断病变性质（图 7-1-4）。

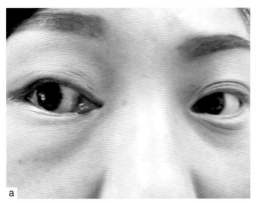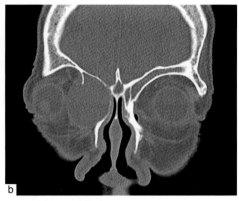

**图 7-1-3　右额窦黏液囊肿累及左眼眶**

a—患者，女，27 岁，右眼进行性眼球突出 2 年，伴鼻塞。b—CT 扫描显示病变累及右侧额窦、筛窦，
部分突入右侧眼眶鼻侧，邻近骨质受压、吸收，边缘锐利

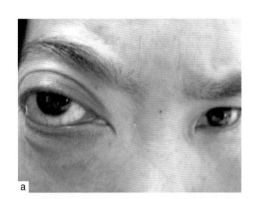

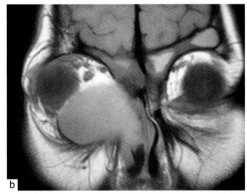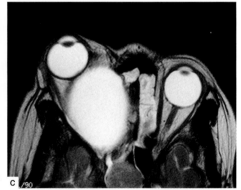

**图 7-1-4　右筛窦黏液囊肿累及右眼眶**

a—患者，女，46 岁，右眼球渐进性突出 20 年。b、c—MRI 显示起源于右筛窦的巨大黏液囊肿，
已侵入右侧眶内；$T_1WI$ 呈稍高信号，$T_2WI$ 呈高信号，部分眶下壁及眶内侧骨质已吸收

### （三）治疗原则

黏液囊肿需要手术治疗。手术时需要与耳鼻喉科医生共同处理，手术摘除囊肿，切除受累的鼻旁窦病变，切除坏死骨质，重建鼻旁窦与鼻腔通道。感染性黏液囊肿患者需全身应用抗生素治疗。

### 三、皮样囊肿和表皮样囊肿

皮样囊肿（dermoid cyst）和表皮样囊肿（epidermoid cyst）均为迷芽瘤，是由胚胎期表皮外胚层植入深层组织导致的一种囊状良性肿瘤。皮样囊肿和表皮样囊肿均由囊壁和囊内容物组成。表皮样囊肿只含有复层鳞状细胞上皮，而皮样囊肿除此之外还包括毛囊、汗腺和皮脂腺等结构在内的多种皮肤附属物。

#### （一）临床表现

皮样囊肿与表皮样囊肿多发生于眼眶周围区域和眶内，颅内皮样囊肿和表皮样囊肿较为少见。同时，它们也是儿童最为常见的眶区肿物。浅表病变多在儿童期即可发现，位于眶隔后的囊肿随着瘤体增大，往往成年后才出现临床表现。眶周皮样囊肿和表皮样囊肿临床上表现为边界清晰、具有一定活动度的无痛性肿物（图7-1-5）。眼眶外上象限和上方为其好发部位（图7-1-6）。位于眶内深部的病变，由于瘤体本身的占位效应，可表现为眼球突出、眼球移位和眼球屈光状态的改变。在少数情况下，如果囊肿破裂，囊内容物溢出，可以导致无菌性炎症反应。

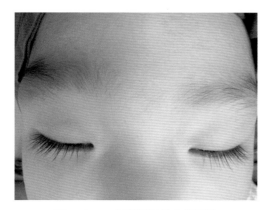

**图7-1-5 右眼眉弓处皮样囊肿**

患儿，男，11个月，出生后即发现右眼眉弓肿物。查体：右眼眉弓颞侧隆起，皮肤无充血，可扪及质韧肿物，移动度差。术后病理证实为皮样囊肿

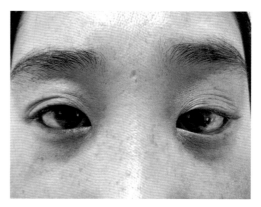

**图7-1-6 左眼眶内皮样囊肿**

患者，女，23岁，左眼球进行性突出2年。查体：左上眼睑颞侧饱满，左眼球轻度突出，略向内下方移位

另外，眶内深部皮样囊肿有时可以侵犯入颞窝、鼻窦或颅内，影像学检查可呈哑铃状改变。表皮样囊肿有时伴半侧面部发育不良或戈尔登哈尔综合征（Goldenhar综合征），因此应注意患者是否伴有同侧眶周附属器异常、轻度小耳畸形、听力丧失、唇裂或腭裂、上睑缺损等先天发育异常。

#### （二）诊断依据

根据患者的发病年龄、病变发生部位、触诊结果及影像学检查结果可以做出初步诊断。

CT扫描的典型特征是与骨壁相邻的境界清晰、低密度囊性占位性病变。囊肿对相邻骨壁的压迫可以造成骨质改变，如骨质变薄、骨质侵蚀和骨质硬化等（图7-1-7）。MRI在评估眼眶皮样囊肿和表皮样囊肿病变累及范围方面具有优势（图7-1-8）。

#### （三）治疗原则

手术完整切除肿物是最为理想的治疗方法。如果肿物切除不完整，则存在复发的可能。为此，可以对怀疑可能残留的囊壁进行烧灼。当病变侵及鼻窦或颅腔时，可与耳鼻喉科或神经外科联合手术，以便完成肿瘤切除，提高手术成功率。

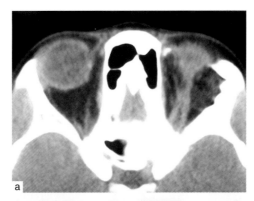

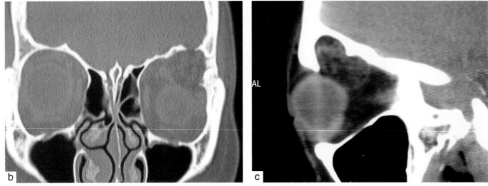

**图 7-1-7 左眼眶内皮样囊肿 CT 扫描图像**

患者，女，23 岁，左眼球进行性突出 2 年。CT 扫描显示左眼眶颞上方可见占位性病变，呈等、低混杂密度，眶上壁和外侧壁骨质受压、吸收、变形

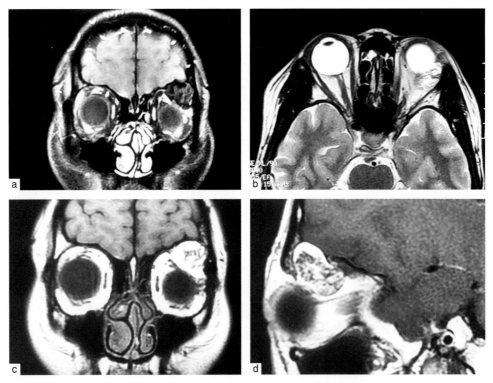

**图 7-1-8 左眼眶内皮样囊肿 MRI 扫描图像**

患者，女，23 岁，左眼球进行性突出 2 年。MRI 扫描显示左眼眶上方略偏颞侧有边界清晰的占位性病变，病变 $T_1WI$ 脂肪抑制序列呈等、低混杂信号，$T_2WI$ 呈等、高混杂信号，增强扫描呈斑驳状强化

### 四、眶海绵状血管瘤

眶海绵状血管瘤（orbital cavernous hemangioma）是成人时期最常见的一种病程缓慢的眼眶良性肿瘤，病理组织学属于错构瘤。肿瘤内有较大的血管窦腔，血管窦间纤维结缔组织向外延续形成海绵状血管瘤的包膜，肿瘤切面似海绵状而得名。根据肿瘤的位置，眶海绵状血管瘤分为肌锥外型、肌锥内型和管内型。

#### （一）临床表现

本病以病程长、进展缓慢为显著特点。临床表现出现早晚及严重程度主要取决于肿瘤的大小和位置。患者多以进行性眼球突出和眼球位置异常为其临床表现（图7-1-9），也有一些患者表现为视力减退和视野缺损；对于一些体积较小，且瘤体所在位置未对视神经和眼球造成直接影响的肿瘤，有时可因体检而被偶然发现。海绵状血管瘤常随着瘤体体积增大，对眼球壁产生压迫，导致眼球的轴长和形态发生改变，引起视力减退。如果肿瘤位于眶尖区，由于眶尖区空间狭小，有时尽管肿瘤体积较小，也可对视神经造成压迫性损伤，引起下行性视神经萎缩的发生，而此时眼球突出可能并不明显（图7-1-10）。

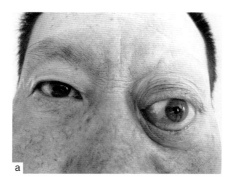
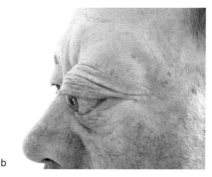

**图 7-1-9 左眼眶内巨大海绵状血管瘤**

患者，男，57岁，左眼进行性视力减退30年，左眼球明显突出，左眼球向颞下方移位，左眼较右眼睑裂明显开大

#### （二）诊断依据

根据患者病程长、发病缓慢及典型的影像学改变，一般可以明确诊断。

CT扫描可见肿瘤多呈圆形、类圆形或椭圆形，边界清晰、光滑（图7-1-11）。MRI扫描显示$T_1WI$呈等或稍低信号，$T_2WI$呈高信号；MRI增强扫描肿瘤呈斑驳样或花蕊样渐进性强化（图7-1-12）。

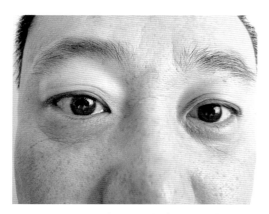
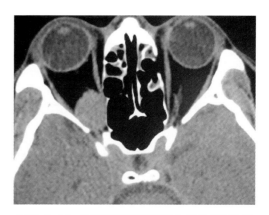

**图 7-1-10 右眼眶尖部海绵状血管瘤**

患者，男，36岁，右眼视力减退1年，右眼球轻度突出，双眼运动自如

**图 7-1-11 右眼眶尖部海绵状血管瘤 CT 扫描**

患者，男，36岁，右眼视力减退1年，右眼球轻度突出。CT扫描显示右眼眶尖边界清晰的实性占位，眶尖处骨质完整

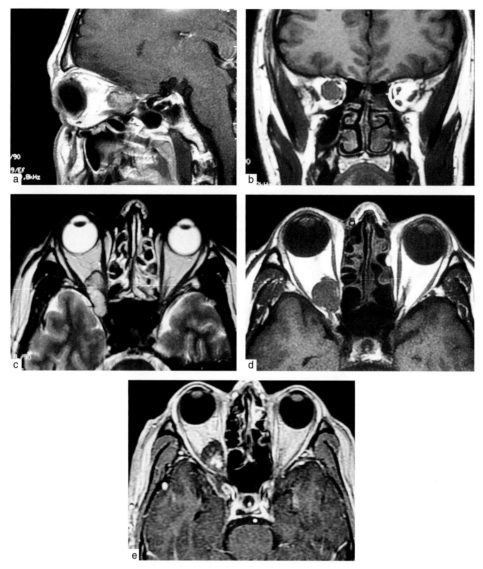

**图 7-1-12　右眼眶尖部海绵状血管瘤 MRI 扫描**
a—矢状位 $T_1$ 加权像，显示右侧眶尖区占位性肿物呈不均匀混杂信号，边界清楚；b—冠状位 $T_1$ 加权像，
显示右侧眶尖区类圆形、边界清晰的占位性病灶，病灶位于视神经与内直肌之间，呈等 $T_1$ 信号；c—
轴位 $T_2$ 加权像，显示右侧眶尖区肌锥内肿物，肿物呈分叶状，后缘部分突入海绵窦，呈略长 $T_2$ 信号，
边界清晰；d—轴位 $T_1$ 加权像，显示右侧眶尖肌锥内肿物呈等 $T_1$ 信号，内直肌受压；e—轴位 $T_1$ 加权像
增强扫描，显示右侧眶尖区肌锥内肿物，边界清晰，部分区域信号强化

### （三）治疗原则

对于肿瘤瘤体小、尚未引起临床症状的眶内海绵状血管瘤，可随诊观察。对于临床症状明显的患者，可以手术摘除肿瘤。对于眶尖部海绵状血管瘤，如果已对视神经造成损害，可以考虑手术。鉴于眶尖部空间狭小，重要组织结构较多，手术强行彻底剥离肿瘤可能会导致眶尖综合征样的后果。另外，肿瘤对其周围结构的损害主要是由瘤体占位效应所致，为此，根据肿瘤所在眶尖区的具体位置，鼻侧的肌锥外型通常较容易实现经鼻内镜下切除，鼻侧肌锥内型则根据肿瘤的大小和术中所见的粘连程度，以及患者的视力情况，试行经鼻内镜筛窦纸样板减压术或开颅经眶上壁减压术。

# 第二节　眼眶恶性肿瘤

## 一、横纹肌肉瘤

眼眶横纹肌肉瘤（orbital rhabdomyosarcoma）是儿童期最常见的眼眶间质恶性肿瘤。绝大多数患者发病年龄在 10 岁以内，平均发病年龄为 6 岁；少见青年患者；罕见成年患者。横纹肌肉瘤可发生于身体多个部位，以眼眶多见，30%~50% 的病变发生于头颈部。

### （一）临床表现

横纹肌肉瘤的显著特点是肿瘤生长快，恶性程度高。眼眶横纹肌肉瘤好发于眶上部，也可发生于眼眶下部，眶缘处可扪及肿块。肿瘤发展迅速，可充满眶腔，并可以直接蔓延侵犯鼻腔和筛窦。患者表现为眼球突出、移位，眼球运动受限，眼睑肿胀、上睑下垂，结膜充血、水肿；眼底可因肿瘤压迫效应，表现为视盘水肿、脉络膜视网膜皱褶、黄斑部放射状条纹。肿瘤累及眶尖部时，对视神经产生压迫，引起视力减退。若病变起源于筛窦或鼻腔，蔓延至眼眶，患者最初的症状可表现为鼻炎、鼻出血，而后出现眼球突出。

鼻咽部、眼眶、鼻旁窦和中耳发生的横纹肌肉瘤可以直接侵犯至脑膜，导致患者出现受累脑神经麻痹所产生的症状和体征。

### （二）诊断依据

根据患者发病年龄较小、病程较短、发病较快等特点及相应影像学检查，一般可以做出初步诊断，最终确诊需要病理组织学证据。

眼眶 B 超扫描可见横纹肌肉瘤的内部主要为低、中回声，伴有中度的声强衰减。有时在横纹肌肉瘤内发现结缔组织隔（图 7-2-1）。横纹肌肉瘤肿瘤内部血流也较常见，但不同患者肿瘤中血流程度相差很大。

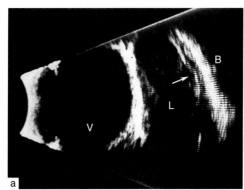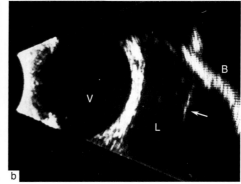

**图 7-2-1　眼眶横纹肌肉瘤 B 超扫描结果**

经眼球超声扫描显示在眼眶鼻侧可见内有隔膜（箭头）的占位性病变（L）。a—B 超横向扫描显示病变将眼球轻度压平，b—B 超纵向扫描可见病变很大，从巩膜延续到眶尖，V—玻璃体腔，B—眶骨（引自：伯恩，格林.眼和眼眶的超声检查.赵家良，马建民，译.北京：华夏出版社，2008：315.）

眼眶横纹肌肉瘤 CT 扫描表现为界限模糊的实性病变，呈等或低密度（图 7-2-2a），增强后可强化，病变内部出现出血、坏死时强化不均匀；晚期病变广泛侵犯眶壁时，可出现眶骨壁骨质破坏，以眶内、上壁多见（图 7-2-2b）。

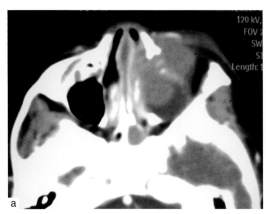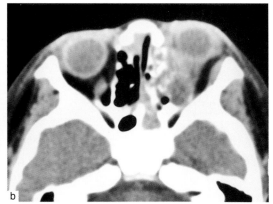

**图 7-2-2 左眼眶内横纹肌肉瘤 CT 扫描结果**

患儿，男，3岁，左眼红肿2个月，伴左眼球突出。CT扫描显示左眼眶内占位性病变，呈等、低混杂密度，眶内壁骨质破坏

眼眶内横纹肌肉瘤 MRI 扫描可见肿瘤形态不规则，边界不清。一般情况下，$T_1WI$ 表现为均匀等信号或稍低信号，$T_2WI$ 为高信号；增强扫描后肿瘤可呈中等或明显强化。脂肪抑制或增强联合脂肪抑制技术可以更加清楚地显示病变累及的范围和与邻近组织结构的毗邻关系（图 7-2-3）。

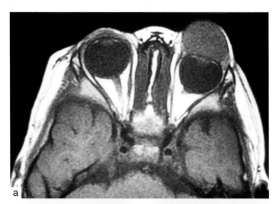

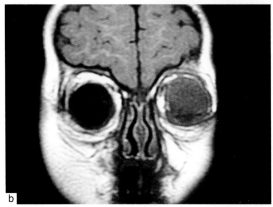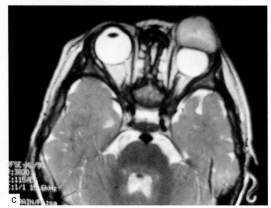

**图 7-2-3 左眼眶内横纹肌肉瘤 MRI 扫描结果**

患儿，男，4岁，左眼红肿半个月，伴左眼球突出。MRI示左眼眶内上方占位性病变，$T_1WI$ 呈低信号，
$T_2WI$ 呈稍高信号。术后病理组织学证实为左眼眶内横纹肌肉瘤

### （三）治疗原则

目前主张采用综合治疗。治疗内容包括：手术切除肿瘤，必要时行眶内容剜除术；肿瘤放射治

疗；肿瘤化学治疗。现今采用的综合治疗方案已使患者预后较前有明显改善。如果肿瘤局限于眼眶内，综合治疗后患者的生存率约为90%；如果出现骨质破坏和蔓延至眼眶以外，生存率下降至65%左右。

## 二、泪囊恶性肿瘤

泪囊位于眼眶内壁的泪囊窝内，泪囊经鼻泪管与鼻腔的下鼻道沟通。泪囊恶性肿瘤（malignant tumor of lacrimal sac）以原发性为多见，也可由眼睑、鼻腔或鼻旁窦的恶性肿瘤直接侵犯导致。泪囊恶性肿瘤发病率较低，但其病理组织学改变的种类却较多，包括乳头状腺癌、嗜酸细胞腺癌、鳞状细胞癌、移行上皮癌、黏液表皮样癌和黑色素瘤等。

**（一）临床表现**

泪囊恶性肿瘤早期不易诊断，往往会误诊为慢性泪囊炎。流泪或血性泪液是泪囊恶性肿瘤较常见的早期症状。泪道冲洗显示泪道完全或不完全阻塞，伴感染时可有脓性分泌物被冲出。泪囊区可隆起，可扪及实性肿物。当晚期泪囊肿瘤向眶内发展时，可以引起眼球突出、眼球位置异常、眼球运动障碍和斜视。泪囊恶性肿瘤常可累及鼻旁窦。

**（二）诊断依据**

根据患者流泪或血性泪液等症状，以及泪囊区肿块和影像学改变可以初步诊断，确定具体病变性质则需要行病理组织学检查。

泪囊造影显示泪囊出现规则或不规则充盈缺损；若泪囊腔被瘤体组织完全侵犯而消失，则可不显影。CT扫描可显示泪囊区实性占位性病变的存在，严重者可伴有泪囊区骨质的破坏（图7-2-4）。MRI扫描不仅可以显示泪囊区实性占位，而且可以清晰地显示病变的侵及范围（图7-2-5）。

**（三）治疗原则**

手术切除是主要的治疗手段。如病变侵犯鼻旁窦，请耳鼻喉科协助诊治。术后根据病变具体病理类型，可以给予化学治疗或放射治疗。

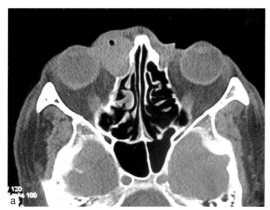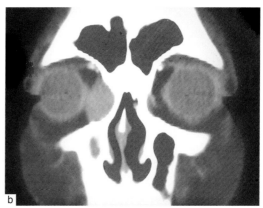

**图7-2-4 右侧泪囊恶性肿瘤**

患者，女，56岁，右眼内眦区肿物4年，伴流泪。CT扫描显示右眼泪囊区软组织密度影，邻近骨质受压变薄，局部欠连续。术后病理组织学证实嗜酸性乳头状腺癌

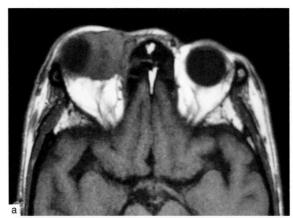

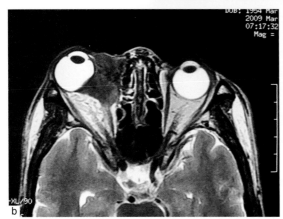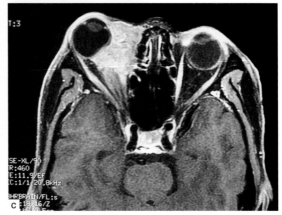

**图 7-2-5 泪囊恶性肿瘤**

患者，男，54岁，右眼流泪3年，伴眼球突出1年；2年前曾行右侧泪囊区肿物切除术。MRI 扫描显示右侧眼眶内鼻侧实
性占位性病变，呈等 $T_1$、等 $T_2$ 软组织团块影；病变累及右侧泪囊区组织、鼻泪管、鼻背软组织和筛窦，且病变包绕眼球
鼻侧，眼球受压变形并向前外侧移位；肿物边界不清，增强后病变中度强化。术后病理组织学证实为腺癌

# 第三节　眼眶炎性假瘤

　　眼眶炎性假瘤（pseudotumor of the orbit）是一种特发性、良性、非特异性的炎症病变，可表现
为多形淋巴细胞、浆细胞浸润，粒细胞功能紊乱，以及不同程度的纤维增生。因其病变外观类似肿
瘤，故称之为假瘤。炎性假瘤按照病理组织学改变可分为淋巴细胞浸润型、纤维组织增殖型和混
合型3型。本病具体发病机制至今未明确，目前一般认为免疫反应异常在本病发病过程中具有重要
作用。

## 一、临床表现

　　本病多见于成年患者，高发年龄为40~50岁，通常单眼发病，也可双眼发病。临床病程可表现
为急性、亚急性或慢性过程。炎性假瘤可以累及眼眶内所有组织结构，也可与眶周鼻旁窦炎性假瘤
伴发。

　　眼眶炎性假瘤按照病变累及的范围和组织结构不同，可以分为以下6种类型。

　　1. 眶前部炎症　急性或亚急性起病，疾病可表现为疼痛、结膜充血水肿、眼睑水肿、上睑下垂、眼球突出（图 7-3-1），可同时伴有葡萄膜炎、巩膜及眼球筋膜炎、视盘炎、渗出性视网膜脱离和青光眼。对于巩膜筋膜炎患者，B 超检查可发现眼眶前部不规则的炎性浸润和 T 形征。

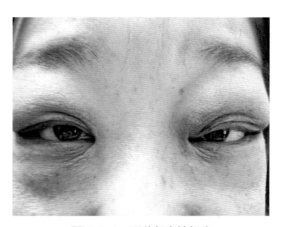

**图 7-3-1 眶前部炎性假瘤**

患者，女，37 岁，双眼眼睑肿胀 4 个月。查体：双侧上眼睑水肿，上眼睑轻微下垂

2. 弥漫性眼眶炎症　与眶前部炎症表现类似，但眼球突出明显，病情更严重。CT 和 MRI 扫描可发现眶内弥漫性炎症浸润，眶脂肪水肿（图 7-3-2）。

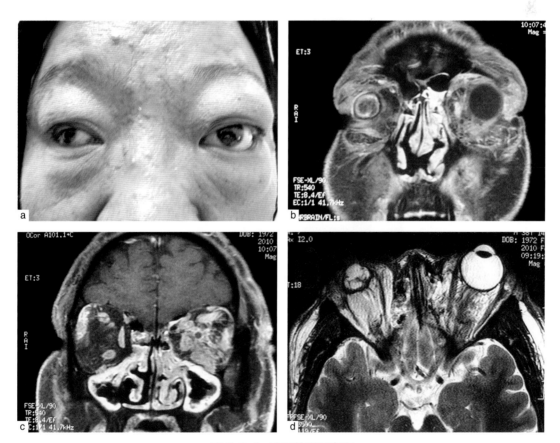

**图 7-3-2 弥漫性眼眶炎症**

患者，男，43 岁，左眼睑肿胀 4 个月。查体：左侧眼睑肿胀，眼球突出；右眼外斜。MRI 扫描显示左侧眼眶弥漫性软组织影，呈等 $T_1$、等 $T_2$ 信号，不均匀强化，边界不清，病变包绕眼球，球后病变包绕眶内段视神经，并与眼外肌分界不清；右侧眼球萎缩

3. 眼眶肌炎　主要表现为复视、眼球运动障碍，眼球向受累肌肉支配方向运动时，疼痛加重；部分患者出现上睑下垂；肌肉止点充血、水肿，可透过结膜发现暗红色肥大的眼外肌。病变晚期眼外肌可发生纤维化，导致不同程度的眼位固定。炎症可累及多条肌肉，以上方肌群和内直肌受累多见。CT 和 MRI 扫描显示眼外肌肌腱和肌腹弥漫性水肿、肥厚（图 7-3-3）。

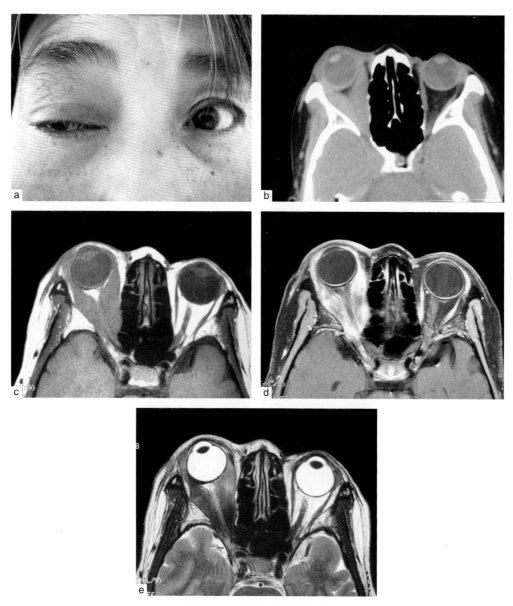

**图 7-3-3　肌炎型炎性假瘤**

患者，女，52 岁，双眼视物重影半年。查体：右眼球向颞下方移位，眼球轻度突出，眼球运动明显受限。CT
扫描显示右眼内直肌和外直肌肌腱和肌腹肥大，并对视神经造成挤压。MRI 扫描显示 $T_1WI$ 呈等信号，$T_2WI$
呈低信号和等信号，增强扫描眼外肌明显强化

4. 泪腺炎　一般表现为慢性病程，上睑下垂，可伴有眼睑 "S" 形外观。眼球轻度突出，眼球向鼻下移位，眼眶颞上缘可触及肿物。CT 和 MRI 扫描可见受累泪腺肿大，可被强化（图 7-3-4）。

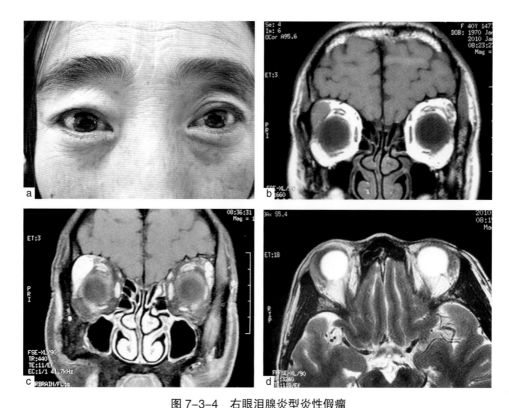

**图 7-3-4 右眼泪腺炎型炎性假瘤**

患者，女，41岁，右眼眼睑肿胀3个月，泪腺区可扪及肿块，压痛不明显。MRI 扫描
显示右眼泪腺明显肿大，呈长 $T_1$、等 $T_2$ 信号，可被强化

5. 硬化性炎症　起病缓慢。本型病理组织学改变主要以纤维组织增殖为特征。患者眼球轻度突出，晚期眼位可固定，眼球运动明显受限；可出现压迫性视神经病变，导致视神经萎缩的发生。眶内假瘤向颅内蔓延可导致脑垂体功能减退和多发性脑神经麻痹。

6. 眶尖炎症　极少数炎性假瘤患者，其炎性病变主要累及眶尖部，眼球突出一般不明显。患者视功能异常与眼部炎症表现不成比例。患者早期可出现视力减退、视野缺损、相对性瞳孔传入障碍、眼球运动障碍等表现。CT 和 MRI 扫描可见眶尖部占位性病变，呈炎性浸润样改变（图 7-3-5）。

## 二、诊断依据

根据患者的临床表现及眼眶影像学检查结果，一般可以做出初步诊断，但明确诊断需要行眼眶病理组织学活检。B 超和 MRI 检查对炎性假瘤的组织学分型和诊断具有一定价值。B 超扫描可显示病变呈不规则形，内回声较少。根据病变内纤维成分多少，其衰减程度不一。纤维成分越多，声衰减越明显。以淋巴细胞浸润为主型，间质成分少，组织结构单一，病变内无明显回声，声衰减较轻。MRI 扫描淋巴细胞浸润型者，$T_1WI$ 呈长信号，$T_2WI$ 呈长信号；纤维组织增生型者，$T_1WI$ 和 $T_2WI$ 加权像信号均减低；混合型者，MRI 特征性不强。

## 三、治疗原则

病变的病理组织学类型与疗效关系较为密切。根据病变情况，可以行手术活检，以明确诊断及病理分型。对于淋巴细胞浸润型炎性假瘤，全身糖皮质激素治疗可使病情明显缓解，也可以采用病变局部注射疗法；纤维组织增殖型炎性假瘤对糖皮质激素不敏感，部分患者可考虑免疫抑制剂和放射治疗；对于局限性炎性假瘤，药物治疗不满意者，可采取手术治疗。

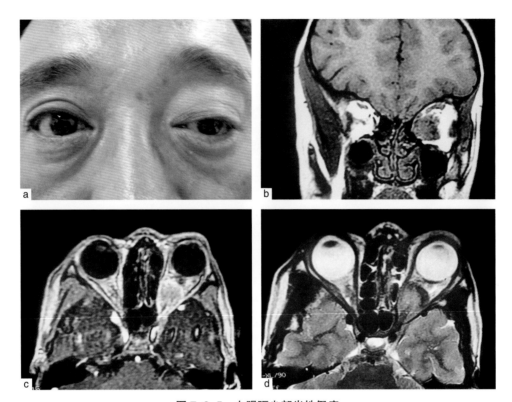

**图 7-3-5　左眼眶尖部炎性假瘤**

患者，男，39 岁，左眼睑肿胀 1 个月，伴眼球运动障碍和视力减退。MRI 扫描显示左
眼眶尖区占位性病变，$T_1WI$ 呈等信号，$T_2WI$ 呈等、短信号，可被强化

# 第四节　垂　体　瘤

垂体位于颅底蝶鞍的垂体窝内，具有分泌多种激素的生理功能。垂体瘤（pituitary tumor）是一种较为常见的、主要涉及神经外科及内分泌科的疾病。垂体瘤对眼部的影响主要是由肿瘤体积增大引发占位效应，造成视交叉受压，视功能出现损害。垂体瘤发病率约为 1/10 万，育龄期女性多见。

## 一、临床表现

垂体瘤在眼科较为典型的体征是由肿瘤压迫视神经和视交叉，导致患者视神经萎缩和视功能受损；有时也可以导致一些少见的临床表现的发生，如复视、闪光感、幻视等。

1. 视力损害及视神经萎缩　患者可表现为视物发暗、视力减退或丧失。早期眼底可正常；随着病情发展，中晚期眼底可见视盘边界清晰、色泽浅淡、视神经萎缩的发生。当双侧视神经损害不对称，可出现相对性瞳孔传入障碍。色觉检查可发现色觉异常。

2. 视野损害　由于垂体瘤占位效应对视交叉的影响，患者可出现视野缺失，包括双颞侧偏盲、同侧偏盲、单眼偏盲、双鼻侧偏盲等，其中双眼颞侧偏盲是垂体瘤最常见和最典型的视野改变（图 7-4-1）。双眼颞侧偏盲的典型表现是最初颞上象限视野缩小，然后右眼呈顺时针（同理，左眼呈逆时针）在颞下、鼻下象限进行性缩小，鼻上象限最晚受影响，两眼视野常不对称。视野缺损伴有倾斜边缘时常提示为慢性进行性损害，而伴有陡峭边缘和均匀的密度则提示为较稳定、静止的损害。

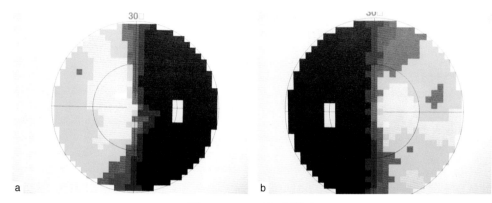

**图 7-4-1 双眼颞侧偏盲**

a—右眼颞侧视野缺损，b—左眼颞侧视野缺损

3. 垂体瘤导致的较少见的眼部症状

（1）复视：当垂体瘤进行性生长侵犯海绵窦，压迫第Ⅲ、Ⅳ或Ⅵ对脑神经之一或多个时，可造成麻痹性复视。

（2）幻视：垂体瘤可导致患者出现自发的视觉形象，即幻视的产生。这些自发的视觉形象可以是简单的、不成形的物体，也可是复杂的、成形的物体或人物幻视。这可能是由瘤体巨大累及周围大脑实质，诱发颞叶异常放电所致。

（3）闪光感：垂体瘤患者偶尔会感觉到眼前有自发的蓝色、黄色或者白色的光亮一闪而过。这种闪光感可能是由神经不完全受压所导致的局灶性脱髓鞘反应而产生异常的电兴奋所致。

4. 其他症状 垂体瘤可以导致某些全身病变的发生。垂体作为重要的内分泌器官，内含多种内分泌细胞，分泌多种内分泌激素。如果某一种内分泌细胞发生肿瘤，可以表现为该种细胞所分泌激素异常所导致的特有的临床表现。如垂体生长激素分泌过多，在少年期可以表现为巨人症，在成年期可以表现为肢端肥大症；垂体促肾上腺皮质激素分泌过多，可以导致库欣病表现；促甲状腺激素分泌过多，可以表现出甲状腺功能亢进的症状，患者易情绪激动，进食多，而体重下降；垂体催乳素分泌过多，女性患者可以表现为月经紊乱、泌乳等症状。

## 二、诊断依据

根据视功能障碍、垂体激素紊乱综合征及相应的辅助检查即可确诊。

1. 眼科辅助检查 ①视觉电生理检查：双眼视神经振幅降低和潜伏期延长。②视野检查：对垂体瘤而言，视野检查较视觉电生理检查更具有特异性，并对判断视神经损害部位具有一定的定位价值。

2. 脑部影像学检查 MRI 在显示垂体瘤的存在、位置和大小，特别是与周围组织结构之间关系等方面明显优于 CT，故一般首选 MRI 进行检查。垂体瘤患者的 MRI 检查可以显示为正常垂体组织消失，代之以软组织肿块，鞍膈隆起，视交叉受压，受压鞍底下陷。增强扫描可以提高发现微小垂体瘤的敏感性，动态增强扫描是对常规增强 MRI 的有效补充，对显示微小垂体瘤更为有效（图 7-4-2，图 7-4-3）。

3. 内分泌学检查 垂体分泌激素检查结果异常，有助于垂体瘤的诊断。

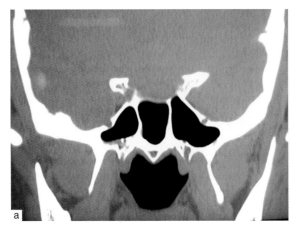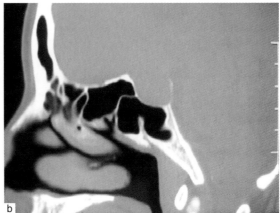

**图 7-4-2　垂体瘤 CT 扫描结果**

患者，男，21 岁，双眼进行性视力减退，视野有缺损。
CT 扫描可见垂体窝增大，边界清晰

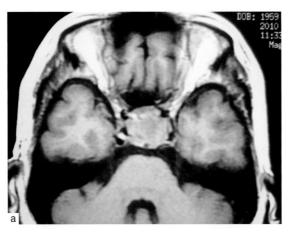

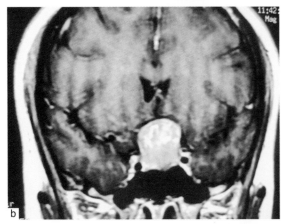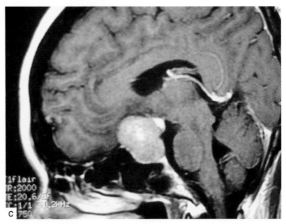

**图 7-4-3　垂体瘤 MRI 扫描结果**

患者，男，21 岁，双眼进行性视力减退，视野有缺损。MRI 扫描显示鞍区不规则形占位，内部信号基本一致，
呈等 $T_1$、等 $T_2$ 信号，可明显增强，边界清晰，向上挤压视交叉

## 三、治疗原则

垂体瘤的治疗目的主要包括：①切除或缩小病变组织。②保护和恢复正常垂体功能。③减低激素高分泌状态。④减缓或阻止患者视力进一步损害。治疗手段主要包括外科治疗、内科治疗、放射治疗和 γ 刀治疗等 4 种方法，其中外科治疗主要包括开颅手术和经蝶窦内镜下切除肿瘤。

（马建民）

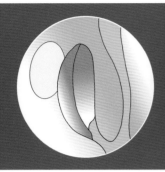

# 第八章　鼻窦黏液囊肿

## 第一节　额窦黏液囊肿

### 一、概述

额窦引流通道狭窄，常因鼻腔结构异常、鼻腔疾病或外伤造成鼻额管狭窄或闭塞而形成黏液囊肿。额窦与前颅底、眼眶毗邻，额窦的黏液囊肿常引起颅内及眼部的并发症。常见病因：①各种原因致鼻窦自然开口完全阻塞，使窦腔内积液不能流出；②鼻窦黏膜的炎性病变，也可能是变态反应，导致黏膜水肿而产生大量渗出液。这两个因素必须同时存在，否则黏液囊肿不易发生。

### 二、临床表现

额窦黏液囊肿增长缓慢，早期可无任何症状，若鼻窦骨壁有破坏，则发展迅速，视其扩展的方向不同而出现相应的临床症状。

1. 眼部症状　囊肿侵入眼眶后，可致眼球移位、流泪、复视、头痛、眼痛等。额窦囊肿可致眼球向前、下、外方移位（图8-1-1）。

2. 面部症状　囊肿增大，可致眶顶、内眦等处隆起。如鼻窦骨壁变薄，但仍完整，触诊可有乒乓感；如骨壁完全被吸收而消失，触诊即有波动感。

3. 鼻部表现　囊肿较大时，患者可出现鼻塞、嗅觉减退，有时囊液自鼻内流出。鼻内镜下可见中鼻甲移位、筛泡隆起或鼻顶前部膨隆。

有学者根据临床表现将额窦黏液囊肿分为5型（表8-1-1）。

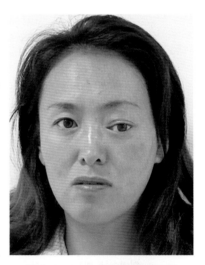

**图 8-1-1　左侧额窦黏液囊肿患者的正面照**

左侧眼球受压，向外下方移位

表 8-1-1　额窦黏液囊肿的分型

| 分型 | 表现 | 分型 | 表现 |
|---|---|---|---|
| 1 型 | 黏液囊肿仅限于额窦（伴或不伴眶壁受累） | 3B | 颅内有明显受累 |
| 2 型 | 累及额窦和筛窦（伴或不伴眶壁受累） | 4 型 | 额窦前壁受累破坏 |
| 3 型 | 额窦后壁受累破坏 | 5 型 | 额窦前、后壁均受累破坏 |
| 3A | 无或仅有局限的颅内受累 | | |

### 三、影像学特点

鼻窦 CT 片上可见窦腔扩大、骨质变薄，肿物呈圆形，密度均匀，边缘光滑，邻近骨质有受压、吸收现象。较大的囊肿可扩张生长而侵入眶内，造成眶壁受压变形，骨质吸收变薄，眼球受压移位（图 8-1-2），这时额窦黏液囊肿应与眼眶肿瘤相鉴别，鼻窦 MRI 具有很好的鉴别作用。在 MRI 片中可见肿物呈等或短 $T_1$、长 $T_2$ 改变，肿物密度均匀，与周围组织有明显界限，增强后囊肿周边黏膜强化而囊肿内部黏液不强化（图 8-1-3）。具有这些 MRI 典型特征的肿物可考虑为黏液囊肿。

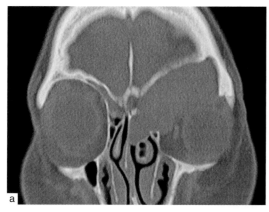
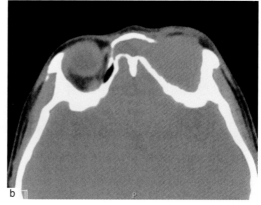

**图 8-1-2　左侧额窦黏液囊肿患者鼻窦 CT 表现**

a—鼻窦冠状位 CT，可见左侧额窦内大量软组织密度影，呈膨胀性生长，左侧眼眶上壁部分内部受压，骨质破坏、吸收。
b—鼻窦轴位 CT，可见双侧额窦内软组织密度影，左侧额窦向眶上延续，其内大量软组织密度影。眼球向下移位

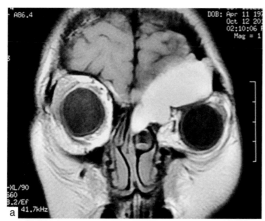
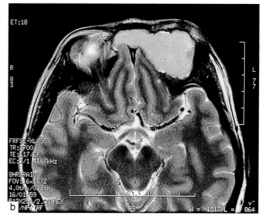

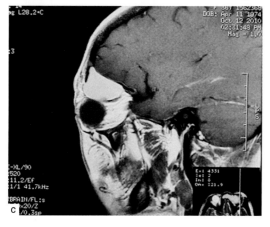

**图 8-1-3　左侧额窦黏液囊肿鼻窦 MRI 表现**

a—冠状位 $T_1WI$，可见左侧额窦内大量等或稍短 $T_1$ 信号影，肿物内部信号均匀；周围组织受压变形，左眼球向外下方移位。b—轴位 $T_2WI$，可见额窦内大量等或稍长 $T_2$ 信号影，眼球向下移位。c—矢状位 $T_1$ 增强像，可见左额窦内充满等或稍短 $T_1$ 信号影，增强后内部不强化，周边组织可见强化

### 四、治疗

诊断明确后，应进行手术治疗。治疗原则是建立囊肿与鼻腔的永久性通路，以利于引流，防止复发。传统的鼻外径路手术主要应用于难治性额窦炎、额窦外伤、额窦囊肿、肿瘤和先天性畸形等。该术式在直视下进行，手术切口大，术中鼻额管开放不良，放置引流扩张管时较盲目，若单从额窦腔内对额窦开口进行处理，易造成术后瘢痕粘连而再次阻塞。

近几年，内镜技术迅速发展。内镜具有良好的光学条件及精良的动力系统，使鼻外径路手术的适应证也可通过鼻内镜手术完成。内镜下鼻腔鼻窦手术更加注重微创和功能性，具有视角广阔、成像清晰、入路简便直接、损伤小、术后恢复快等优点；既能充分窥视深层解剖部位，彻底清除隐蔽病变，又能最大限度地保留原有鼻腔的结构与功能。手术不强求完全切除囊肿，否则会损伤邻近重要结构，出现严重并发症。只需咬破囊肿，除去部分囊壁，建立永久通道即可。对于较大的囊肿或有并发症的囊肿仍需联合鼻外切口手术，以彻底清除窦腔内病变，内外双径路开放鼻额管，确保术后引流效果更好。

（王明婕）

## 第二节　筛窦黏液囊肿

### 一、临床表现

筛窦黏液囊肿较为常见，其发病率仅次于额窦，成人多见。筛窦与前颅底、眼眶关系密切。筛窦囊肿以眼部症状为主要表现者多见，常有眼球突出、复视、溢泪、头痛等症状，严重者可出现视力减退甚至失明。常见病因是鼻窦自然开口长期阻塞，窦腔内分泌物潴留，逐渐形成囊肿。囊肿内容物多呈黏稠、淡黄色或棕褐色，内含大量胆固醇结晶。随着窦内压力增高和囊肿增大，鼻窦骨壁变薄或破坏，囊肿可侵入眶内和颅内。筛窦囊肿可继发感染，成为脓囊肿（pyocele），引起局部剧烈疼痛、肿胀变形，严重者可引起脑膜炎、海绵窦血栓形成等。原发于筛窦的黏液囊肿，早期增长缓慢，可无任何症状；当囊肿侵入眼眶后，可致眼球移位、流泪、复视、头痛、眼痛等。后筛囊肿可致眼球向前突出，压迫眶尖可导致眶尖综合征，患者出现失明、眼肌麻痹、眼部感觉障碍、疼痛等症状。

病变早期内镜检查鼻腔内多无明显异常，囊肿继发感染或较大时可引起鼻腔外侧壁向内膨隆，并出现相应体征。鼻窦CT检查及MRI检查可明确病变范围及性质（图8-2-1，图8-2-2），并了解病变与毗邻结构的关系。筛窦囊肿应与筛窦炎、脑膜脑膨出、眼眶内占位性病变等相鉴别。

### 二、治疗

筛窦囊肿因病变部位较深，过去采用鼻侧切开或鼻内入路，手术损伤较大，且易引起眶内及颅内并发症，面部切口遗留瘢痕。与传统鼻外入路手术相比，鼻内镜直视下手术可减少手术的盲目性，术中出血少，可分辨细微病变结构，减少周围组织创伤，减少并发症，还可同时处理鼻腔和鼻窦的其他病变，如鼻窦炎、鼻息肉、鼻中隔偏曲等。

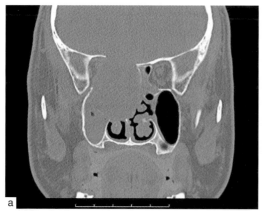
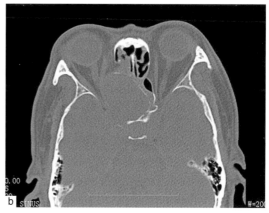
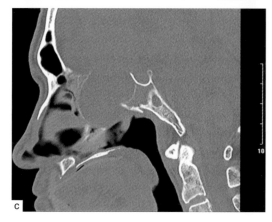

**图 8-2-1　筛窦囊肿的鼻窦 CT 表现**

a—冠状位 CT 可见右侧后筛囊肿，呈膨胀性生长，挤压周围组织，眼眶、颅底及筛窦、上颌窦部分骨质受压吸收；眼眶容积缩小；右上颌窦继发阻塞性炎症。b—轴位 CT 可见筛窦囊肿呈膨胀性生长，挤压周围组织，引起右侧眶内容物向外移位。c—矢状位 CT 可见筛窦囊肿呈膨胀性生长，向上压迫颅底致骨质部分破坏吸收，向后阻塞蝶窦引流

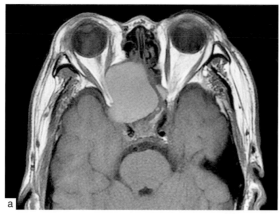
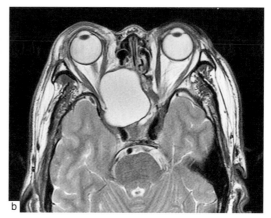
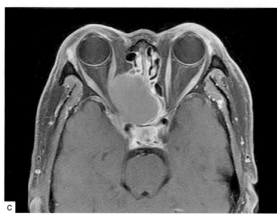

**图 8-2-2　筛窦囊肿的 MRI 表现**

a—轴位 MRI $T_1$ 加权像可见筛窦囊肿呈膨胀性生长，囊肿内部信号均匀，呈等或稍短 $T_1$ 信号影，右侧眶内组织受压移位。b—轴位 MRI $T_2$ 加权像可见筛窦囊肿内部信号均匀，呈长 $T_2$ 信号影，右侧眶内组织受压移位。c—轴位 MRI $T_1$ 增强像可见囊肿组织周边强化而囊肿内部不增强

　　鼻窦囊肿的治疗原则是通过手术使囊肿与鼻腔建立通路，通畅引流，防止复发。鼻内开窗单纯囊肿引流术有较好的疗效，因为筛窦黏液囊肿的囊壁为筛窦原先内衬的黏膜，保留部分囊壁对于许多有纸样板缺损或筛顶骨质缺损的患者可避免并发症发生，同时有利于术后愈合。术中造瘘口尽量用咬切钳或吸引切割器，避免暴力撕扯，以免由于骨质缺损，周围器官壁与囊壁粘连而造成严重并发症。对侵犯颅底的巨大黏液囊肿，手术中造瘘放液时要小心，防止发生颅内并发症。

（王明婕）

# 第三节　上颌窦黏液囊肿

　　上颌窦上壁骨壁较薄，构成眶底壁内侧部，其间有眶下神经和眶下动脉走行于眶下沟内。

　　上颌窦黏液囊肿临床上少见，多不发生眼部症状。少数可致眶下壁破坏，眼球突出、向上移位及复视。有时囊肿也可压迫刺激眶下神经，引起眶下缘及颌面部麻木和局部不适感。上颌窦囊肿增大时也会破坏内壁、后外壁、前壁、下壁等，从而引起相应部位的膨隆。

　　上颌窦黏液囊肿也可见于上颌窦根治术后的患者（图 8-3-1），多见于术后数年至数十年之久，最早由日本人久保精之吉于 1928 年报道。

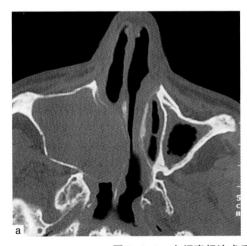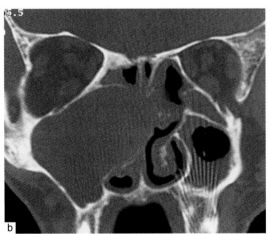

**图 8-3-1　上颌窦根治术后并发上颌窦黏液囊肿的 CT 表现**
a—轴位 CT 显示上颌窦内壁、后外壁骨质破坏，b—冠状位 CT 显示上颌窦自然开口和内壁膨隆

　　上颌窦囊肿的诊断主要依靠影像学。鼻窦 CT 扫描时，上颌窦囊肿表现为上颌窦内密度均匀的软组织影，呈膨胀性生长，可有周围骨质的吸收与破坏。MRI 扫描时，上颌窦囊肿表现为上颌窦内膨胀性肿物，一般呈长 $T_1$、长 $T_2$ 信号；如果囊肿蛋白含量较高，长 $T_1$ 信号可逐渐变为等 $T_1$ 或短 $T_1$ 信号，$T_2$ 亦逐渐变为等 $T_2$ 或短 $T_2$ 信号。增强 CT 或 MRI 影像表现为囊肿无强化，但囊肿周边强化。上颌窦穿刺滴出黄色或褐色液体也有助于诊断。

　　上颌窦囊肿治疗的唯一选择是手术。手术方法首选经鼻内镜上颌窦开放引流术。手术目的是切除部分囊壁，开放囊腔，使上颌窦及囊肿与鼻腔之间形成通畅的引流通道。一般选择经中鼻道上颌窦开窗，将上颌窦自然开口扩大。若囊肿巨大而使鼻腔外侧壁内移、鼻腔变窄，可同时经下鼻道上颌窦开窗，直径约 2cm。

（崔顺九）

# 第四节 蝶窦黏液囊肿

## 一、临床表现

蝶窦黏液囊肿的发病率较低，仅占鼻窦黏液囊肿的 1%~2%。1872 年 Rouge 首先报道，其发病机制目前还不清楚，通常认为鼻窦口阻塞造成黏液潴留而形成。其他假说还包括腺管结构囊性扩张或残留胚胎上皮细胞囊性发育而形成。发病以成年人多见，男女患病率无差异。蝶窦黏液囊肿可以是原发性的，也可继发于头颈部手术或放射治疗后。

蝶窦黏液囊肿早期临床表现缺乏特异性，易被漏诊。Hejazi 等报道头痛为本病最主要的临床表现，其次为眼部症状，如视力减退或视物不清、复视、眼球突出、眼球运动障碍、视野缩小等，还有脑神经麻痹、头痛等表现，也可伴有鼻出血、鼻塞等非特异性症状。

## 二、影像学特点

本病早期诊断主要依赖于影像学检查，鼻窦 CT 在显示骨质改变的程度和部位方面优于 MRI。典型的囊肿 CT 检查时表现为窦腔内软组织影，窦壁骨质膨隆、变薄，周围组织受压移位，囊肿边界清楚，呈"气球样"改变，囊肿壁可强化而囊肿内无强化。早期囊肿的 CT 表现为鼻窦内黏液积聚，伴或不伴窦间隔移位（图 8-4-1）。随着压力的增高，其周围骨质受压呈圆形膨胀，继而局部骨质吸收缺损。囊肿较大时常伴有筛窦侵犯，同时有眶壁骨质破坏，蝶骨平台受压抬高、破坏。囊肿巨大时，可导致邻近骨质（如视神经管、眶上裂、蝶骨大、小翼，鞍底、鞍背、前床突和后床突甚至枕骨斜坡等）破坏（图 8-4-2）。囊肿因其内黏液所含蛋白质浓度的不同，在 CT 上显示密度不同，表现为低密度、等密度或高密度。MRI 扫描具有较高的软组织分辨率，囊肿内黏液的蛋白质浓度决定 MRI 图像的信号高低。早期由于囊液富含水分，$T_1WI$ 为低信号，$T_2WI$ 为高信号；蛋白质浓度增高时，可表现为 $T_1WI$ 和 $T_2WI$ 均呈高信号，或 $T_1WI$ 呈高信号而 $T_2WI$ 呈低信号；蛋白质浓度特别高时，$T_1WI$ 和 $T_2WI$ 均呈低信号。MRI 增强扫描显示囊肿周边黏膜环形强化，而囊肿内黏液不强化，具有特征性表现，诊断作用优于 CT 增强扫描（图 8-4-3）。MRI 还可多方位成像显示病变与周围结构的立体关系，有助于病变范围的判断，尤其当囊肿使骨质完全吸收、破坏并伴感染时，CT 上往往表现为与周围软组织界限不清，呈现类似浸润的影像；而 MRI 则可清晰显示囊肿与周围组织间的关系，呈现较明显的分界，与恶性肿瘤的表现有显著的不同。

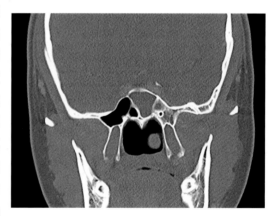

**图 8-4-1 早期蝶窦黏液囊肿的 CT 表现**
冠状位 CT 可见蝶窦内大量软组织密度影，
无骨质增生或破坏

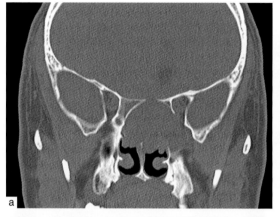
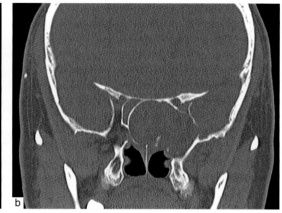
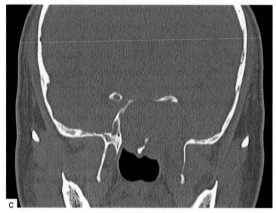

图 8-4-2　蝶窦巨大黏液囊肿冠状位 CT 表现（骨窗）

可见蝶窦大量软组织影呈膨胀性挤压周围组织，向后筛、颅底压迫，伴有蝶窦、颅底、眶尖的骨质破坏和吸收

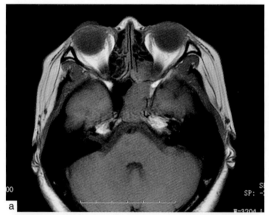
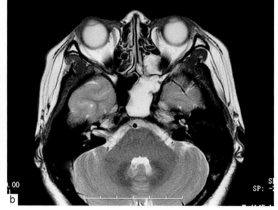
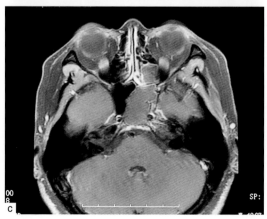

图 8-4-3　早期蝶窦黏液囊肿的 MRI 表现

a—T$_1$WI，蝶窦内病变呈低信号影；b—T$_2$WI，病变呈高信号影；c—T$_1$增强可见病变周围线性强化，而囊肿内无强化，呈低信号影

有一种特殊类型的蝶窦黏液囊肿表现为真菌性蝶窦炎继发形成黏液囊肿。因为蝶窦病变由两种病因引起，因而其既有真菌性蝶窦炎的特点，又具有黏液囊肿的特点，即鼻窦 CT 表现为蝶窦周围骨质增生、窦壁增厚，同时伴有部分骨质破坏、吸收；蝶窦口可见软组织密度影，伴窦口扩大；蝶窦内大量软组织密度影，其间可见散在点状密度增高影（图 8-4-4）。MRI 表现与前述类似，根据蝶窦黏液囊肿内囊液蛋白成分含量不同而呈现不同的信号影，同时可见 $T_1WI$ 和 $T_2WI$ 的低信号影为真菌团块影（图 8-4-5）。

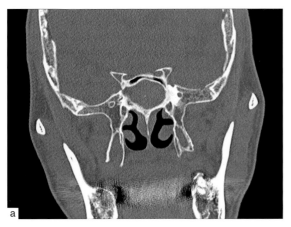
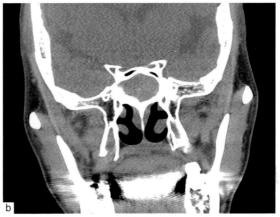

**图 8-4-4　真菌性黏液囊肿冠状位 CT 表现**
a—骨窗中可见蝶窦周围骨质明显增厚，蝶窦内大量软组织影，其中可见点状密度增高影；b—软组织窗中可见
蝶窦内大量软组织影，密度不均匀，可见点状密度增高影，较骨窗显示得更清晰

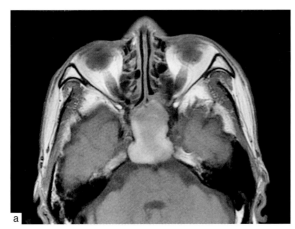
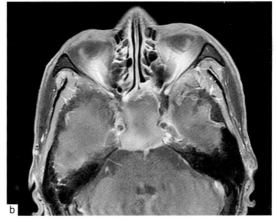

**图 8-4-5　真菌性黏液囊肿 MRI 表现**
a—$T_1WI$，蝶窦内病变信号不均匀，接近窦口处呈低信号影，而周围为稍高信号影；
b—$T_2WI$，蝶窦内病变信号不均匀

## 三、治疗

蝶窦黏液囊肿的治疗可采用鼻内镜下经鼻蝶窦开放术或开放性手术。鼻内镜手术因其优势已成为目前公认的首选治疗方式。经蝶窦开放囊肿手术的并发症较罕见，而常见的是术后远期复发。因蝶窦内长期炎症刺激，术后蝶窦口易出现骨质增生、瘢痕形成，造成窦口狭窄、囊肿复发。为减少术后复发，蝶窦口的彻底扩大即蝶窦前壁的大部分切除是手术操作的关键步骤。内镜下由前向后开放患侧鼻窦后，将上鼻甲下端切除，暴露蝶窦前壁，自蝶筛隐窝探查蝶窦口，确认后以蝶

窦咬骨钳扩大开放蝶窦，切除蝶窦前壁，以充分引流。当囊肿为真菌性黏液囊肿时，蝶窦口狭窄的发生率更高，因此必要时可切除蝶窦间隔，开放对侧蝶窦，使双侧蝶窦贯通，形成稳固的引流通道。咬除蝶窦前壁下方时，可见到蝶腭动脉的分支鼻后中隔动脉走行，需避免伤及动脉。清理蝶窦内囊液时，需缓慢减压，注意勿损伤视神经、垂体、颈内动脉等重要结构，以免造成严重并发症。

（崔顺九）

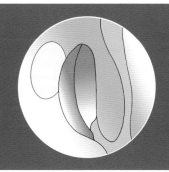

# 第九章 鼻内镜鼻窦手术的眼部并发症

鼻内镜鼻窦手术的广泛应用、手术技术的提高、监视系统和图像采集系统的升级换代，极大地提高了鼻腔、鼻窦手术的视野、能见度和清晰度，而微创切割器（microdebrider）的使用在缩短手术时间、降低手术难度、提高手术疗效、减少组织和黏膜损伤方面起到了极为重要的作用。鼻内镜手术除了用于治疗慢性鼻窦炎、鼻息肉，其手术范围已经扩大到眶内侧、眶尖、前颅底、中颅底、侧颅底、斜坡，甚至眶内和颅内。但是，与鼻内镜手术对鼻腔、鼻窦疾病的疗效明显提高相比，眼部并发症的发生率较传统手术并未见明显降低，甚至在某种程度上有所增高。一些学者认为手术范围的扩大，对过去不敢触及的危险区域（如蝶窦外侧壁区域、眶尖、眶内、颅底和颅内）病变的处理增加了手术并发症发生的机会；围手术期处理不当、术中大量出血、解剖标志点认识不清、复发病例的手术、手术技术不熟练和不规范是手术出现并发症的危险因素。由于鼻窦与眼眶关系极为密切，眼部并发症在各类并发症中发生率最高。

## 第一节 鼻内镜鼻窦手术的眼部并发症的分类和发病率

鼻内镜鼻窦手术引起的眼部并发症有多种分类方法。按照损伤的种类，鼻内镜鼻窦手术的眼部并发症可以分为四大类，分别为眼眶并发症（包括眶壁损伤、眶内气肿、眶内出血、眶内血肿等）、视神经并发症、眼外肌并发症和泪液排泄系统并发症。按照损伤的严重程度和是否遗留后遗症，鼻内镜鼻窦手术的眼部并发症分为轻度并发症和严重并发症（表 9-1-1）。

表 9-1-1 鼻内镜鼻窦手术的眼部并发症分类

| 轻度并发症 | 严重并发症 |
| --- | --- |
| 眶纸样板损伤 | 眶内出血（大量） |
| 眶周气肿 | 视力减退或失明 |
| 眼睑淤血 | 复视 |
| 眶内出血（少量） | 眼底动脉栓塞 |
| 鼻泪管损伤 | 眼球内陷 |

欧洲鼻-鼻窦炎和鼻息肉诊疗指引（EP3OS, 2007）罗列的一些文献的 meta 分析显示，鼻内镜手术的严重并发症发生率为 0.5%，轻度并发症为 4%。但此发生率包括眶、颅内及出血等所有并发症的发生率，该数据显示眶并发症的总体发生率为 0.4%。文献报道的相关数据见表 9-1-2。

表 9-1-2　鼻内镜鼻窦手术并发症的流行病学

| 文献作者及年份 | 手术例数 / 例 | 眶并发症 / 例 | 颅内并发症 / 例 | 出血 / 例 | 其他 / 例 | 轻微并发症 / 例 |
|---|---|---|---|---|---|---|
| Schaefer 等，1989 | 100 | — | — | — | — | 14 |
| Toffel 等，1989 | 170 | — | — | 1 | — | 6 |
| Rice，1989 | 100 | — | — | — | — | 10 |
| Stammberger 和 Posawetz，1990 | 500 | — | — | 1 | — | 22 |
| Salman，1991 | 118 | — | — | — | — | 28 |
| Wigand 和 Hoseman，1991 | 500 | — | 10 | — | — | — |
| Lazar 等，1992 | 210 | — | — | — | 3 | 16 |
| Vleming 等，1992 | 593 | 2 | 2 | 2 | 1 | 38 |
| Kennedy，1992 | 120 | — | — | — | — | 1 |
| May 等，1993 | 1165 | — | 4 | 3 | — | 94 |
| Smith 和 Brindley，1993 | 200 | 1 | — | — | — | 16 |
| Dessi 等，1994 | 386 | 3 | 2 | — | — | — |
| Cumberworth 等，1994 | 551 | 1 | 2 | — | — | — |
| Lund 和 Mackay，1994 | 650 | 1 | 1 | — | — | — |
| Weber 等，1997 | 325 | 4 | 3 | 30 | — | — |
| Rudert 等，1997 | 1172 | 3 | 10 | 10 | — | — |
| Dursum 等，1998 | 415 | 12 | 1 | 12 | — | 56 |
| Keerl 等，1999 | 1500 | 2 | 5 | 9 | — | — |
| 合计 | 8775 | 29（0.33%） | 40（0.46%） | 68（0.77%） | 4（0.05%） | 301（3.43%） |

# 第二节　眶壁损伤和眶内出血

　　眶壁损伤由于缺损的部位、大小、进入眶内的程度、是否损伤血管等，引起不同的临床表现和结局，但多数情况下眶壁损伤并不引起临床症状。在一些情况下患者用力擤鼻，气体进入眶内，可表现为眼睑肿胀、皮下捻发感，但一般无眼睑青紫，称为眶内气肿（图 9-2-1）。纸样板损伤导致眶内轻度出血，一般也不会造成明显的临床症状，患者仅仅表现为眶周淤血、眼睑肿胀，视力和眼球活动均正常（图 9-2-2）。

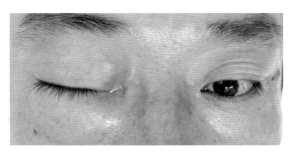

**图 9-2-1 术中眶壁损伤致眶内皮下气肿**

患者，男，因慢性鼻窦炎行功能性鼻内镜鼻窦手术（functional endoscopic sinus surgery，FESS），术中右侧眶纸样板损伤，大小 2mm 左右。麻醉苏醒后患者无特殊不适，术后 4 小时在用力后迅速出现右眼睑肿胀、皮下捻发感，眼球活动和视力均正常，诊断为眶内皮下气肿，无特殊处理，术后 3 天恢复正常

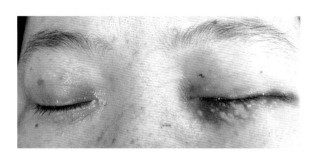

**图 9-2-2 术中眶纸样板损伤的患者表现**

患者，女，因慢性鼻窦炎（chronic rhinosinusitis，CRS）行 FESS，术中左侧眶纸样板损伤，大小约 3mm，有小块脂肪突出，给予钳夹切除。术后眶周青紫、肿胀，眼球活动和视力均正常，给予抽出鼻腔填塞、止血和抗炎处理

　　通常临床所指的眶内出血是指鼻内镜手术损伤眶壁，进而损伤眶内的动、静脉，引起血液积聚在眶内而导致的一系列并发症。May 等的 meta 分析纳入了 2583 例鼻内镜鼻窦手术患者，其中 0.12% 患者有眼部并发症（大部分为眶内出血）。严重的眶内出血，如果诊断和治疗不及时可以致盲。

　　纸样板过薄和内移、陈旧性纸样板骨折、筛窦向眶上和眶下气化，致使纸样板位置发生变异是造成纸样板损伤的解剖学因素（图 9-2-3）。而术者的手术技巧和对组织的判断能力、既往手术对解剖标志点的改变和术中剧烈的出血等因素是手术造成眶纸样板并发症的技术因素。

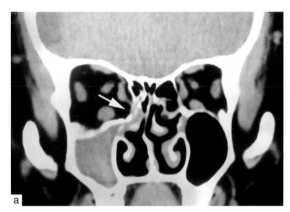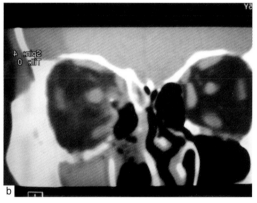

**图 9-2-3 眶纸样板损伤的 CT 表现**

a—患者，男，因 CRS 行 FESS，术前可见纸样板内移（箭头所示），导致前筛狭窄；b—术中切除钩突后直接暴露了眶纸样板，继而将眶纸样板切除，损伤了眶内组织，导致眶内出血、视神经损伤、内直肌损伤

　　下列几种情况是造成眶内损伤的常见原因。①在筛窦手术时错误地将纸样板当作筛房间隔，从而将器械或者切割器伸入眶内，损伤血管。James 认为在使用微创切割器时，因微创切割器内的刀片快速旋转，如果有眶内组织进入切割器，当手术医生意识到时可能已经造成了严重的后果，因此，建议在手术过程中切勿使用微创切割器来寻找解剖标志。②损伤颅底的筛前动脉和筛后动脉，近端血管回缩入眶内，导致眶内血肿。③手术中牵拉眶内脂肪时，撕裂眶内血管可导致眶内出血。因此，如果发现有脂肪脱出于筛窦内，不应进一步牵拉，也不能回纳入眶以免引起眶内感染，可以使用电凝烧灼，既可以去除漏入筛窦内的脂肪，也可以止血，同时减低了引起眶内感染的可能性。有时在手术中眶脂肪和息肉难以区别，文献介绍了一些鉴别眶脂肪和息肉的简单方法：将组织放入生理盐水中，沉入水中的是息肉，浮在生理盐水表面的是眶脂肪。压迫眼球，看到筛窦内的组织伴

随眶内组织的活动而活动，需要高度怀疑眶纸样板的损伤。Stankiewicz 和 Chow 描述了两种类型的眶内出血——动脉性出血和静脉性出血：如果是因为筛前或筛后动脉断裂缩回眶内引起的出血，患者会立刻出现相应的临床症状，包括眼球突出、眼压增高、眼球活动障碍和固定、视力急剧减退甚至失明（图 9-2-4）；而如果是手术时损伤眶内静脉，患者则出现迟发性临床症状。

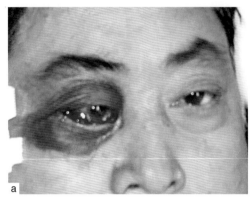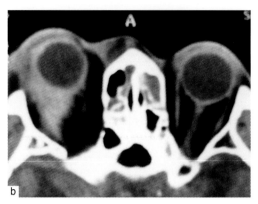

**图 9-2-4　眶内出血致视力严重受损病例**

患者，男，因 CRS 行 FESS，术后右眼视力减退至眼前手动，眼球明显突出，结膜下出血、水肿。术后 4h 右眼无光感，眼球固定，指测眼压为 T$_{+1}$。患者瞳孔散大，直接和间接对光反射均消失，无上睑下垂。术后 26h 上述情况无好转，结膜下出血及水肿加剧。急诊 CT 检查发现右侧眶内视神经外侧密度增高影，前筛纸样板缺损，视神经内侧密度降低。诊断：①鼻内镜术后右眶内出血；②眶尖综合征。术后 28h 急诊手术探查，发现前筛外侧纸样板缺损，眶脂肪脱出，后筛纸样板完整。鼻内镜下行眶尖和视神经减压术。术后眶压下降，眼球较术前轻度退缩。术后 3d 眼球回复至正常位置。6 个月后复查视力无光感，眼球活动恢复正常

眶内出血可引起视神经或视网膜缺血，影响视力（视锐度），甚至引起视力丧失。预防或成功救治视力丧失要求迅速识别患者的临床症状，包括眼部疼痛、眼球突出程度、眼球坚硬度（眼压）、眶周水肿、眶周淤血、结膜下出血、视力减退和眼球活动障碍。一旦确诊为严重的眶内出血，如有可能，应立即拔除鼻腔填塞材料，术后严禁擤鼻涕和鼻腔冲洗。药物治疗包括应用利尿药（静脉用 20% 甘露醇或乙酰唑胺），全身使用糖皮质激素。尽管目前还缺少随机对照研究，但一些专家认为在治疗鼻内镜手术损伤引起的急性眶内出血时，静脉用 20% 甘露醇或乙酰唑胺可以减小玻璃体体积并降低眼压。静脉用糖皮质激素，通过降低血管通透性、减少血管渗出来达到减轻眶内水肿的目的。但如果视力减退不明显，临床判断创伤比较轻微，而且无急性进展的趋势（如局限性眶内出血、眼压轻度升高、眼球轻度前突），可在严密观察下用药物治疗 24~48h 观察疗效（图 9-2-5）。如果出现视力进行性减退或临床表现提示眶内血肿进行性扩大趋势，必须立即采用外科手术来处理，包括外眦切开术和眶减压术。如果确认是动脉性出血，因为视力丧失的风险非常高，提倡尽快行鼻内镜下止血及眶减压术。而如果是静脉性眶内出

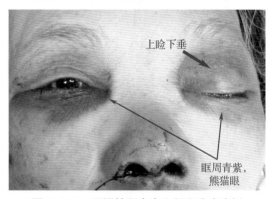

**图 9-2-5　医源性眶内出血保守治疗病例**

患者，女，因 CRS I 型 2 期在全身麻醉下行 FESS，术后立即出现双侧眶周青紫（细箭头），右眼视力正常，左眼外突，球结膜高度水肿、淤血，眼前手动，左眼球向各方向活动部分障碍，直接和间接对光反射仍存在，上睑下垂（粗箭头）。诊断：医源性眶内出血，眶尖综合征。评估意见：眼球向各方向活动受限，但仍存在，说明眼眶肌没有明显的直接损伤；直接对光反射存在、眼前手动，说明无视神经的直接损伤（至少没有完全丧失功能）证据。处理：立即抽出鼻腔凡士林纱条；20% 甘露醇 125ml 静脉滴注，每日 2 次，甲泼尼龙 1000mg 静脉滴注，每日 1 次；加强抗感染治疗。术后第 2 天患者视力开始恢复，术后 2 周视力逐渐恢复，眼球活动恢复正常，术后 3 个月上睑下垂恢复

血，通常情况下病情进展较慢，有自限倾向，推荐密切临床观察或药物保守治疗，当出现眼部情况进一步变差时，必须立即行眶减压。Scott 建议无论是动脉性的还是静脉性的眶内出血，当眼压超过40mmHg，同时视力开始减退时，必须立刻行眶减压术。手术前对局部解剖的精确评估、手术中良好和清晰的视野、高危手术区域仔细手术是减少鼻内镜鼻窦手术眶并发症的有效保障。

# 第三节　眶　内　感　染

　　眶内感染按照感染的程度和原因分为 2 种类型。①眶内脂肪肉芽肿：多发生于鼻内镜鼻窦手术后。Cartsburg 等认为眶内脂肪肉芽肿是由鼻内镜鼻窦手术后使用含液体石蜡的填塞材料填塞于术腔，当术腔出血而眶壁又恰好有缺损时，石蜡液滴随血流到眶周组织而引起，可导致术后眶内硬结、突眼和复视。眶内脂肪肉芽肿可采用手术方法切除，但由于极高的复发率，所以不推荐早期手术治疗。文献认为使用糖皮质激素可以控制肉芽肿的发展，促使其局限；也可待脂肪肉芽肿生长终止后切除，除非因诊断需要，否则不应轻易做病理活检，以免刺激脂肪肉芽肿生长。②如果眶纸样板损伤后细菌进入眶内，可引起眶内感染，按照病变范围的大小和造成的后果分为眶骨膜炎、眶骨膜下脓肿、眶内脓肿、眶内蜂窝织炎（图 9-3-1）。

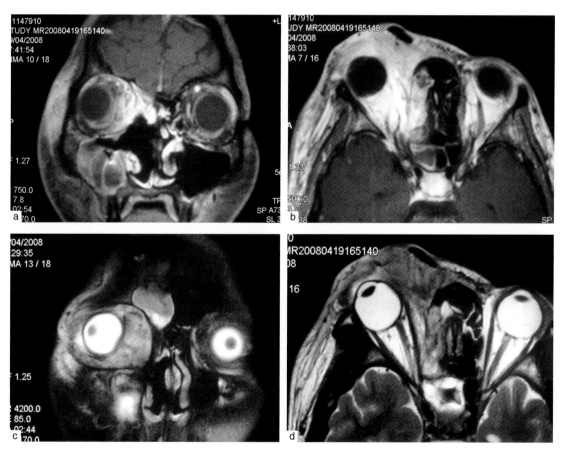

**图 9-3-1　鼻内镜鼻窦术后眶蜂窝织炎**

T₁WI 冠状位（a）和轴位（b）扫描，提示右侧上颌窦口术后扩大、中鼻甲切除等术后改变，眶内侧组织混杂稍高信号，组织肿胀明显。T₂WI 冠状位（c）和轴位（d）扫描，提示右眶内侧前部较均匀的等信号，内有少量低信号区域（考虑为血管），组织肿胀明显

# 第四节　视神经损伤

由鼻内镜鼻窦手术引起的最严重的眶并发症是不可逆转的单侧或双侧视神经损伤，甚至是极其罕见的视交叉损伤引起的全盲。

临床上鼻内镜鼻窦手术可因下列原因导致视神经损伤。

（1）由于解剖原因，鼻内镜鼻窦手术中在蝶窦外侧壁区域操作时容易损伤视神经。在10%的人群中存在的Onodi气房也增加了损伤视神经的风险，如果在手术前未加注意，手术中就可能将Onodi气房外侧壁误以为后组筛房的前壁，从而错误地认为管内段视神经在更远端的位置而导致视神经损伤的可能。但更常见的原因可能是将视神经管隆突误认为后组筛房而进行操作；或者术中将前筛外侧的纸样板当作中鼻甲基板，手术进入到眶内，将眶脂肪当作鼻息肉进行切割，损伤眶内段视神经。幸运的是，文献报道的视神经的直接损伤极其罕见，如果在术中出现瞳孔迅速散大（备注：我们的临床观察不支持这一说法，因为全身麻醉下瞳孔通常处于收缩状态），术后出现严重的视力减退和失明、瞳孔散大、直接对光反射迟钝或消失而间接对光反射存在（Marcus-Gunn瞳孔），应高度怀疑为视神经损伤。

（2）手术造成眶内严重出血，血肿压迫视神经，造成视力间接受损。与鼻内镜手术关系密切的是筛前动脉、筛后动脉，筛前动脉从筛前孔出眶，与筛前神经一起走行在前组筛窦顶壁的骨管内，从后外方向内前方横行，相当于筛泡（或者泡上筛房）前颅底附着处，一些患者的筛前动脉甚至缺乏骨管保护。当这两条动脉，尤其是筛前动脉受到损伤时，断端容易缩回眶内，导致眶内血肿，这种眶内出血称为眶内急性出血，可导致眼压增高，视网膜中央动脉痉挛和栓塞，视神经周围静脉回流障碍，视神经缺血、缺氧而导致视力减退和失明。供应视网膜的动脉是眼动脉的分支——后睫状动脉和视网膜中央动脉，这两条动脉分别走行在视神经的下侧和内侧，在鼻内镜鼻窦手术时损伤这两条血管可致失明。而眶内静脉系统的损伤导致的眶内血肿可能会轻微得多，称为眶内慢性出血，一般都有自限倾向。Lee等曾报道1例患者在行鼻内镜鼻窦手术时发生缺血性视神经病，认为可能是由于手术时患者处于贫血状态、低血压或患有某些全身性疾病（如高血压、糖尿病或肾衰竭等）。

（3）手术造成的眶尖综合征、神经反射、术中使用丁卡因和肾上腺素，造成眼部缺血性损害，如视网膜中央动脉栓塞。术中高血压患者的过度控制性低血压、手术导致的出血过多也可能造成视神经和眼部的供血不足。

目前，无论是直接还是间接原因所致的视神经损伤都没有行之有效的治疗方法。一些文献指出，静脉用糖皮质激素或视神经减压术对视神经损伤有一定的治疗价值。如果患者在应用糖皮质激素治疗后视力有所提高，那么预后相对较好；而如果患者对糖皮质激素治疗不敏感，视神经减压术可作为一种补救手段。但到目前为止，未见有失明后视力部分恢复的报道。因此，本文强调一定要及早干预，在视力没有完全丧失之前，及时行视神经和眶尖减压术。由于视神经管相对狭窄，就像戒指环一样紧紧卡住肿胀的视神经，因此，一定要将视神经管从眶口直至颅口进行全程减压，最好能去除视神经管的1/2，鞘膜最好切开，但一定要在视神经的内侧切开，绝对不能在视神经的内下方进行，以免损伤眼动脉。在去除视神经内侧骨质的同时，最好去除视神经隆突和眶尖的部分骨质，以达到充分减压的目的。笔者曾进行过5例手术，2例视力得到一定程度的提高（图9-4-1）。损伤后治疗是否及时、视力丧失的严重程度与预后有显著的关系。

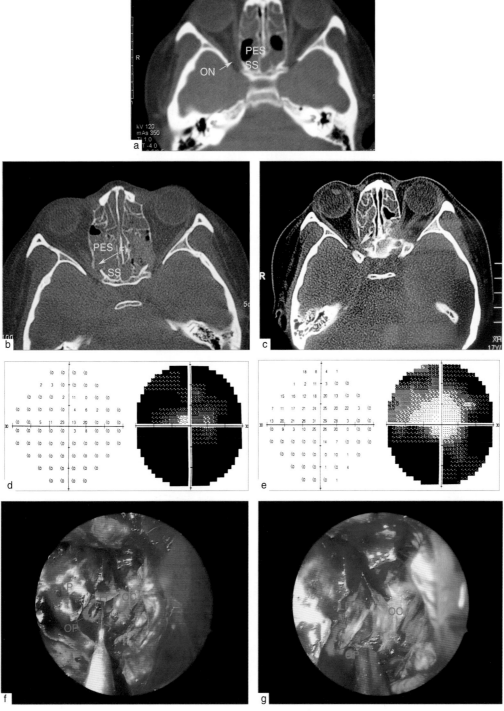

**图 9-4-1　鼻内镜鼻窦手术中损伤视神经**

　　a—术前诊断为 CRS，轴位 CT 显示筛窦内密度增高影，解剖标志清楚；ON—视神经，PES—后组筛窦，SS—蝶窦。b—鼻内镜术后第 2 天 CT 显示，右侧视神经隆突下方骨折；Fr—骨折线，PES—后组筛窦，SS—蝶窦。c—鼻内镜术后 CT 检查，显示视神经隆突处压迫视神经的骨质已经去除（箭头）。d—鼻内镜术后第 3 天，右眼视野检查提示右眼仅中心和上方旁中心部分视野存留。e—鼻内镜术后 1 个月，右侧视野检查提示颞下方视野仍有缺损，但视野范围明显扩大。f—右侧视神经减压 + 眶尖减压术，术中见视神经管骨折，视神经隆突外陷；OC—视神经管，LP—纸样板，Fr—骨折线，OP—眶骨膜。g—右侧视神经减压术中所见：眶筋膜呈三角形破裂；OC—视神经管，LP—纸样板，OP—眶骨膜

# 第五节 眼肌损伤

鼻内镜鼻窦手术后眼球运动障碍可由许多因素引起，最常见的原因是眼外肌的直接损伤（图9-5-1）。而内直肌由于与纸样板紧密毗邻，是所有眼外肌中最易受到损伤的肌肉，其他眼外肌受到损伤的机会明显较少。文献报道这种损伤最可能是由于将纸样板误以为是筛窦间隔，导致手术器械直接进入眶内；而眼外肌被吸引切割器通过眶壁的骨质缺损区吸引入鼻窦而被损伤也是可能的原因之一。Bhatti等报道2例患者由于医生术中使用微创鼻切割钻行鼻内镜鼻窦手术时将切割器头误入眶内，而发生眼外肌直接损伤和瘫痪。手术器械突破眶筋膜进入眼内，即使未直接损伤眼外肌，也可由于术后炎症反应、脂肪与眼肌粘连综合征引起眼球运动障碍、眼位异常，从而导致复视（图9-5-2，图9-5-3）。

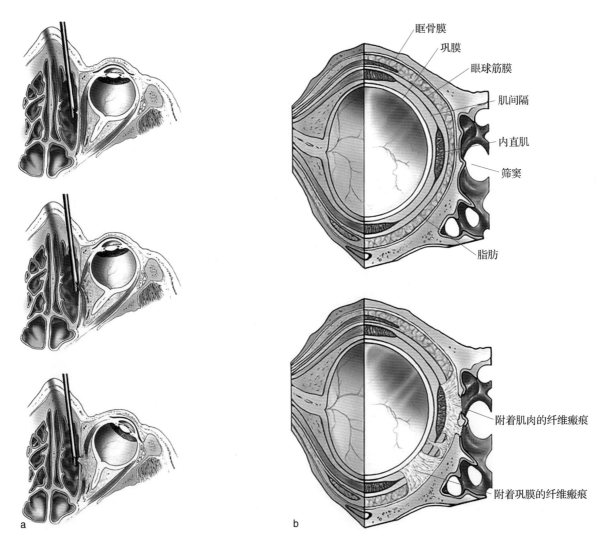

**图 9-5-1 眼外肌损伤示意图（图片由 Bhatti MT 提供）**
a—切割器头直接损伤内直肌，导致眼球向外侧斜视；
b—损伤或者炎症导致内直肌与周围组织粘连

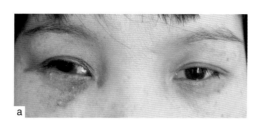

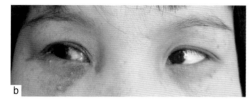

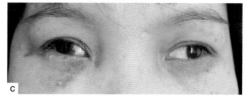

**图 9-5-2 鼻内镜手术损伤内直肌后的眼位图**

患者，女，因右侧 CRS 行 FESS，术后出现严重复视。

a—正视，右侧眼球外斜；b—右侧视；c—左侧视，右侧眼球向左侧活动障碍

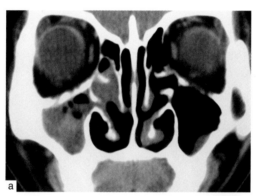

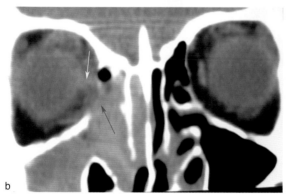

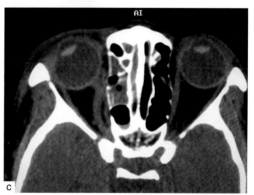

**图 9-5-3 鼻内镜手术损伤内直肌后的 CT 图像**

a—术前冠状位 CT，右侧上颌窦炎，前组筛窦炎，眶纸样板完整；b—术后冠状位 CT，右侧眶纸样板前端缺损（红色箭头）；
内直肌处边界不清，密度增高（黄色箭头）；c—术后轴位 CT，眼球向右侧偏斜，视神经弯曲但没有中断，内直肌界限不清

　　鼻内镜鼻窦手术后出现眼球运动障碍的患者应常规行眼部 CT 或 MRI 检查，以确认眼外肌有无受损、损伤的部位和严重程度，同时可了解眶内、眼球及眶壁结构。一般 1~3mm 层厚的高分辨率 CT 可以良好地显示眶骨质的情况，快速获得良好的三维图像。MRI 可较好地获得眼部软组织结构包括眼外肌的图像。高分辨率、动态的 MRI 不但可以提供受损眼外肌的解剖图像，而且可以进行眼外肌的功能评定，从而为外科处理提供指导。

　　直接和间接损伤导致支配眼外肌的神经（如动眼神经、滑车神经、展神经）或血管损害也是引起眼球运动障碍的常见原因之一（图 9-5-4，图 9-5-5）。

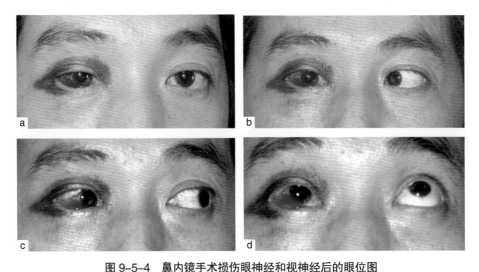

**图 9-5-4　鼻内镜手术损伤眼神经和视神经后的眼位图**

患者，男，因 CRS 行 FESS，术后出现复视、失明，无眼球突出和上睑下垂。a—正视时眼位；
b—患者向右侧视的眼位，提示右侧眼球向外侧活动障碍；c—患者向左侧视的眼位；d—向上视的眼位

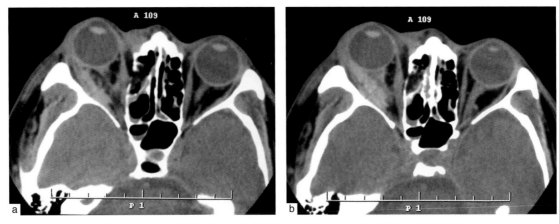

**图 9-5-5　手术损伤动眼神经和视神经后的 CT 表现（轴位，软组织窗）**

显示右侧纸样板部分缺损，眶内结构不清，视神经外侧密度增高阴影，内直肌无明显中断

　　治疗鼻内镜鼻窦手术引起的眼球运动障碍比较困难，解除引发和加剧眼球运动障碍的原因为首要手段。手术后早期短期内应用大剂量糖皮质激素，通过抑制炎症反应也许可以减少瘢痕形成和粘连。一些学者对眼外肌直接受损或由支配眼外肌的神经或血管受损引起的眼外肌功能障碍的患者行保守治疗并追踪观察 3~6 个月（部分病例达 12 个月），结果表明保守治疗的疗效值得怀疑。关于对鼻内镜鼻窦手术引起眼球运动障碍的患者进行外科手术最适宜的时机尚无定论。Huang 等建议应早期（术后 2~3 周）对受损的内直肌进行探查、游离和修复。而 Thacker 等认为手术方案和时机的选择必须充分考虑眼球运动情况、损伤的范围、眼肌受损的类型和神经影像学情况，通常建议在手术中使用手术显微镜，暴露足够的手术野，并且在操作中动作要轻柔，操作与纸样板平行，以防进一步损伤眶纸样板。眶切开术（经由结膜或者改良的 Lynch 切口）和鼻内镜手术结合 Tenon 切口在治疗横断的眼外肌方面都取得了不同程度的成功。在大多数病例中，横断的内直肌伴随着肌肉的缺损，从而导致肌肉的两端不能直接对接，克服这个"缺口"的方法是用缝线将筋膜缝合在肌肉的远端和近端。如果内直肌后段的剩余长度超过 20mm 且具有收缩性，建议经眶行肌肉复原术；如果损伤更加严重，则可行肌肉移位术，即将肌肉远端退缩缝合在眼球巩膜上。由于眼外肌的相互拮抗作

用，手术后外直肌的继发性挛缩可引起横断的内直肌缺血，可在外直肌中注射肉毒杆菌毒素造成其麻痹从而减少内直肌缺血的可能。鼻内镜鼻窦手术导致眶骨骨折引发的眼球运动障碍病因复杂，其组织学研究表明炎症和纤维化几乎发生在全部眶骨折区域，这些改变可以在损伤后的几天内开始发生，所以建议对于鼻内镜鼻窦手术引起脂肪粘连综合征的患者，早期手术恢复眶的正常解剖结构也许可以阻止或减少术后眼外肌的粘连和纤维化。

# 第六节 鼻泪管损伤

泪液排泄系统方面，鼻内镜鼻窦手术后溢泪的发生率为0.3%~1.7%。鼻泪管走行在上颌骨和泪骨形成的骨管中，在钩突切除术时如果过分向前较易损伤鼻泪管。上颌骨自然开口位于鼻泪管后方大约5.5mm处，在行上颌窦开口前壁扩大手术时，反咬钳向前切除太多可能损伤鼻泪管。鼻泪管的下鼻道开口位于下鼻道顶端，距离前鼻孔30~40mm。下鼻道开窗时位置过于向后、上，容易损伤鼻泪管鼻腔开口。对术后有溢泪的患者，须对泪液排泄系统进行详细的检查。诊断方法包括荧光镜染料试验、泪道冲洗、泪道探查术和泪囊造影术等，可比较精确地定位泪液排泄系统中损伤和梗阻的部位，但并非每个鼻内镜鼻窦手术中损伤鼻泪管的患者术后都会出现溢泪的症状。

对鼻内镜鼻窦手术引起的具有溢泪症状的鼻泪管损伤，有效的治疗方法是泪囊鼻腔吻合术（dacryocystorhinostomy，DCR）。经鼻内镜DCR在治疗鼻泪管阻塞时显示出与传统外部DCR一样的有效性，且面部无手术瘢痕，能较好地保持泪囊的泵功能，并发症较少，术野更清晰。

# 第七节 结 论

虽然鼻内镜鼻窦手术的技术在不断提高、仪器在不断更新，但由于鼻、眼解剖的复杂性和相关性，即使是技术最好的鼻外科学专家在进行鼻内镜鼻窦手术时也可能引起眶并发症。由于损伤的复杂性和严重性，处理比较棘手。故对于鼻内镜鼻窦手术引起的眶并发症重在预防，规范的围手术前期处理、术前CT对鼻窦和眶解剖的精确评估、对术中术野出血有效的控制和良好的外科技巧能减少眶并发症的发生。

（史剑波）

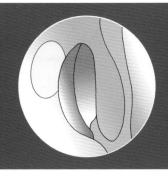

# 第十章 鼻眶异物

由于眼眶与鼻仅"一墙"（眶纸样板或眶底壁）之隔的天然解剖结构的关系，眼眶异物或鼻窦异物有可能通过眶纸样板或眶底壁形成两者的沟通。而恰恰是因为这样的天然结构关系，为临床提供了一个解决问题的途径。例如，一些眼眶异物可以经鼻去除，避免对眼眶的二次"袭扰"。内镜技术的应用为临床经鼻或经眶取眼眶内异物提供了一条可行的方法。

原则上，进入眼眶或鼻的异物应该取出。但由于一些异物较小（例如较小的玻璃或金属异物）和深在，经鼻或经眶难以取出，则可以观察。无论何种鼻眶异物，首先关注的是由异物进入导致的眼眶内容物的损伤，以及相应的器官及功能，包括眼肌、眼球运动和视力等的障碍，因此临床评估需重视上述功能的评估，以及在决定取异物或取出异物的手术后，评估对上述功能的影响。比如前述的较小的金属或玻璃异物，若刻意取，手术造成的损伤甚至比异物本身带来的问题更大，就没有取出的意义了。

## 第一节 眼 眶 异 物

眼眶异物，多指各种原因导致外源性物体进入眼眶，不包括进入眼球内。主要原因是外伤，包括以下几种。①铁屑或铁钉崩入眼眶（图10-1-1）。②意外摔伤或跌倒，导致木枝、玻璃等进入眼眶（图10-1-2）。③医源性。

### 一、临床表现

1. 眼球运动障碍　异物进入眼眶损伤眼肌，可以导致眼球运动障碍。

2. 视力障碍　异物直接损伤视神经或眼球，导致视力减退或丧失；异物进入眼眶，致眶内出血、肿胀，间接损伤视神经，也可以表现为视力减退或失明，同时可以表现为眼球突出。

3. 眶周窦道形成　眶内异物不同于眼内异物，后者局限于眼球内，范围小，易定位和手术取出。眶内异物，特别是眶深部异物，毗邻视神经或血管，手术风险较大，较难取出或不能完全取出。由于异物（特别是植物性异物）的存在，易形成窦道。笔者曾经报道9例眶内异物，5例患者有窦道形成，其中4例为植物性异物（木、竹、苇），1例为铅芯及塑料笔帽。异物在眶内引起排斥反应及继发感染，造成组织坏死，形成窦道。窦道长久不愈，继发感染，肉芽组织增生，局部炎症反应加重，可造成一系列损伤或并发症，如眼睑闭合不全、眼肌运动障碍及眶蜂窝织炎等，严重者可发展为眶内脓肿，因此有必要通过手术取出。

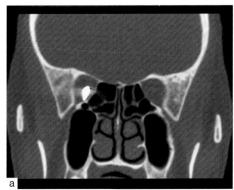
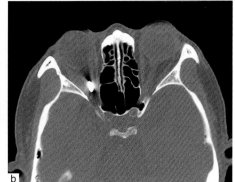

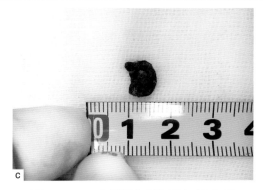

**图 10-1-1　右侧眶内异物鼻窦 CT 扫描**

a—冠状位，骨窗，右侧眶尖区可见高密度且边界清楚的异物影，周围有金属伪影；b—轴位，骨窗，右侧眶尖区近视神经管处可见梭形高密度影，边界清晰，周围有金属伪影；c—异物照片，显示异物为铁屑，且已变形

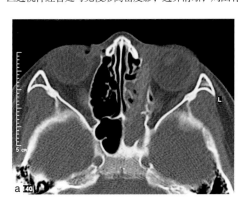
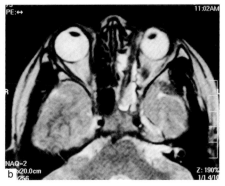

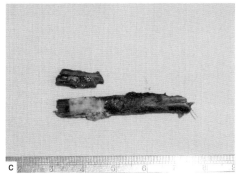

**图 10-1-2　左侧眶内异物**

a—鼻窦轴位 CT 扫描；左侧眦邻要求之纸样板不连续，筛窦内可见略高密度影，其前端经纸样板缺损处占据眼球内侧。b—鼻窦 MRI T$_2$ 加权像；左侧鼻窦内可见低信号条状物，由内眦部与筛窦相沟通，眶内呈混杂信号。c—异物照片；鼻内镜下经内眦部窦道取出眶内断裂树枝异物

## 二、眼眶功能评估和异物定位诊断

术前眶内异物的定位方法依赖于影像学检查。以往X线片，如头颅正侧位像、视神经孔像等可辅助定位，但不精确。目前多应用眶或鼻窦CT扫描及MRI定位，但金属性异物的定位忌用MRI。非金属异物多用软组织窗，可提高分辨率；金属异物则采用高窗位骨窗，避免金属异物折射所致伪影。手术中尚可借助C形臂X线机透视下辅助定位。

## 三、治疗

1. 眶切开取异物　为常规方法，但组织损伤比较大。对于较大的异物，尤其是金属钢铁异物，可以借助磁铁辅助定位。但较小的异物经眶取出比较困难，取眶尖的异物也比较困难。

2. 内镜下取眶深部异物　对于有窦道的病例，因已有腔隙，所以用硬性鼻内镜沿窦道腔操作简便易行，且无须做大范围切开。对无窦道者，在做小切口及内镜直视下分离后，放置固定撑开器，同样可从容地进行操作。

利用内镜，尤其是通过窦道进行内镜下的观察和操作，切口很小，易于寻找异物，窦道提高了手术的成功率。可以设想，在受伤早期，如伤后1周内，应用内镜沿异物穿入眶内尚未愈合的通道而进入眶内，取出异物，是完全有可能的，这将避免再做新的切口，创伤极小，同时也避免了窦道的形成及由此导致的并发症。

3. 经鼻内镜下取眶内异物　主要适用于异物在鼻侧的病例。异物虽然未与鼻窦沟通，但毗邻鼻侧，可以经鼻开放筛窦后，切开眶壁取出。但较小的异物，即便在鼻侧，切开眼眶后，有时也很难顺利找到。

# 第二节　眶鼻异物

眶鼻异物是指经眶进入，并与鼻（窦）沟通的异物，临床常多见于一些穿通伤形成的异物，包括树枝、木棍、笔或枪弹等。

临床表现主要由异物所到达的位置决定。若异物经眶进入鼻窦过程中，损伤眼肌、视神经或眼球等，可产生相应的眼球运动障碍、视力减退或失明等，损伤眼球可以导致眼球破裂、永久丧失视力等；若异物经眶进入鼻窦，并损伤颅底，可以出现脑脊液鼻漏，即鼻腔流清亮鼻溢液，可以出现继发颅内感染，引起相应症状。上述临床表现可以伴有鼻出血。伴有感染者，可以形成眶周窦道。

诊断主要依靠病史、临床表现和检查。检查内容包括鼻腔内镜检查、眼科专科检查和鼻窦及眶CT扫描，对周围器官损伤情况的了解应结合MRI。

治疗的手段包括沿异物进入眼眶的自然通道或已经形成的感染窦道。对于皮肤已经愈合者可以经鼻开放鼻窦（图10-2-1，图10-2-2），或眶壁切开取异物。若异物依然保持与眶外沟通，在明确无重要器官损伤，尤其是没有颅底和血管损伤的前提下，可以直接取出（图10-2-3）。

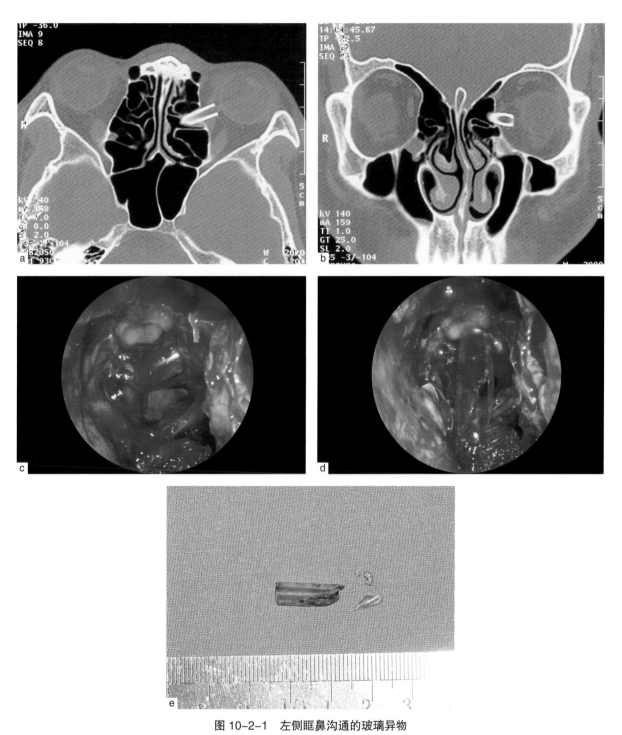

**图 10-2-1 左侧眶鼻沟通的玻璃异物**

a—鼻窦轴位 CT 扫描,骨窗;显示左侧穿透眶纸样板、跨眼眶和筛窦中部的、高密度、中空且边界清晰的异物影,周围眶鼻组织结构清晰。b—鼻窦冠状位 CT 扫描,骨窗;显示位于眼眶上下并向中部穿透眶纸样板、跨眼眶和筛窦的高密度中空异物影。c—鼻内镜下开放筛窦,可见异物穿透眶纸样板进入后筛。d—鼻内镜下将异物经筛窦由眼眶拔出,经鼻取出。e—取出的断裂的玻璃管异物(异物由左侧内眦进入)

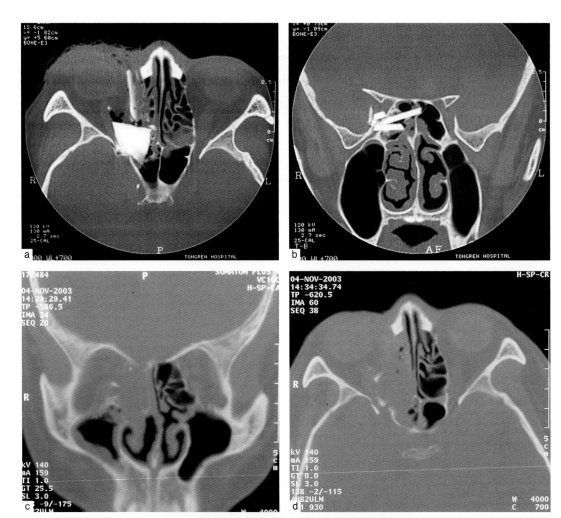

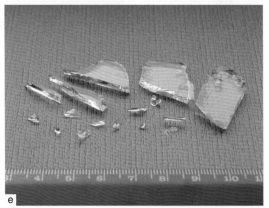

**图 10-2-2　右侧眶鼻沟通的玻璃异物**

a—鼻窦轴位 CT 扫描，骨窗；显示跨右侧鼻眶、呈块状且边缘清晰的高密度异物影，眶内部分积气。b—鼻窦冠状位 CT 扫描，骨窗；显示右侧眶尖区跨鼻眶异物。c、d—鼻内镜下经鼻取异物后的鼻窦冠状位 CT（c）和轴位 CT（d）扫描，骨窗；显示右侧眶内遗留小片状异物影。e—取出的厚玻璃碎块，术后患者的视力恢复正常

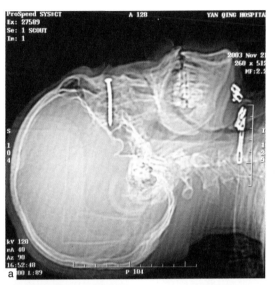

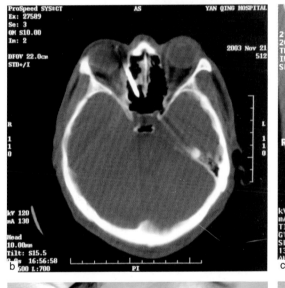

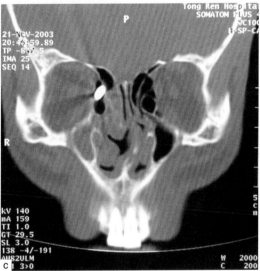

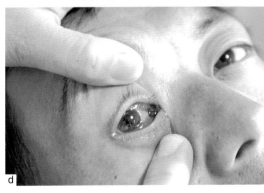

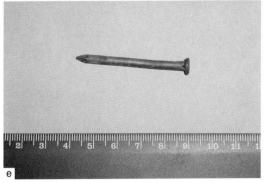

图 10-2-3　右侧眶鼻铁钉异物

a—头颅 X 线侧位片，显示钉子状异物位于眶内。b—鼻窦轴位 CT 扫描，骨窗；显示钉子状高密度异物影，由内眦经眶纸样板进入筛窦。c—鼻窦冠状位 CT 扫描，骨窗；显示内眦水平的卵圆形高密度异物影。d—面部照片，显示位于内眦的铁钉头。e—铁钉异物照片（由内眦部直接顺利拔出）

# 第三节 鼻眶异物

鼻眶异物指经鼻进入眼眶或形成鼻（窦）和眶沟通的异物，临床所见经鼻进入眼眶的异物并不多见。

## 一、临床表现

鼻眶异物的临床表现与异物到达的位置相关。

1. 鼻出血　因异物进入鼻腔形成的外力作用损伤鼻腔和鼻窦黏膜。

2. 鼻溢液　异物同时损伤颅底，可以导致脑脊液鼻漏，患者患侧会有清亮水样分泌物流出。

3. 眼球突出及运动障碍　如果异物进入眼眶，但未明显损伤眶内容物，无明显症状；造成眶内炎症或出血，可以出现眼球突出或眼睑淤血；伴感染者，例如眶蜂窝织炎或眶内血肿，可以出现眼球突出合并球结膜及睑结膜充血、水肿；眼肌损伤者可以出现复视。

4. 视力障碍　视神经直接损伤或眶内炎症的间接作用，可导致视力减退或失明；严重者可以表现为眶尖综合征。

## 二、诊断

根据病史、临床表现及检查，可以形成诊断。但异物的定位需要术前影像学检查。鼻窦和眶的CT、MRI检查对异物定位，以及合并的鼻窦及眼眶内容、颅底的损伤有很好的判断作用。

## 三、治疗

鼻眶异物的治疗可以参考病史、临床表现及影像学检查结果，选择经鼻或经眶取出。若异物经鼻进入眼眶后，可以完全入眶，需要根据影像检查决定手术入路（图 10-3-1）；若保持鼻眶沟通状态，可以考虑经鼻取出。

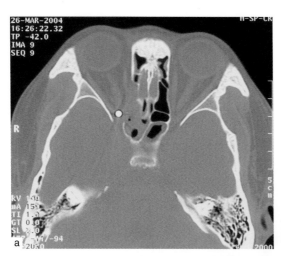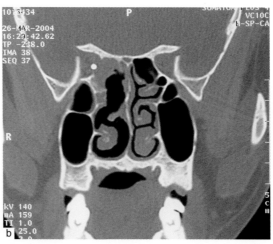

**图 10-3-1　右侧眶鼻枪弹异物（鼻窦 CT 扫描，骨窗）**

a—轴位，b—冠状位。右侧眶尖鼻侧圆形高密度异物影，眶纸样板不连续，眶尖区软组织结构不清。

尝试经鼻内镜取眶尖区异物，未成功

鼻眶异物与颅内沟通时（鼻眶颅异物），手术风险主要取决于异物与重要结构（如颈内动脉或视神经等）的位置关系。颅鼻眶沟通的异物，可能有导致脑脊液漏的风险，但经鼻修补颅底的技术很成熟。一旦考虑有与颅内沟通的可能性，手术前需要通过 CT、MRI，必要时通过 CTA，甚至数字减影血管造影（DSA）进行检查和评估，最终决定是否有异物取出的可行性及其策略。鼻颅眶沟通异物的取出需要多学科合作。

（周 兵）

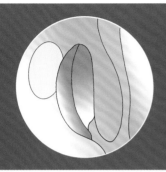

# 第十一章 甲状腺相关性眼病

甲状腺相关性眼病（thyroid associated ophthalmopathy，TAO）是成人最常见的眼眶疾病之一，多双眼发病。其确切发病机制尚不清，一般认为属于自身免疫病或器官免疫性疾病。TAO 的病理组织学特征是早期炎症细胞浸润、水肿，晚期组织变性和纤维化。TAO 患者的甲状腺功能可能亢进、减退或正常。TAO 可分为 2 型：Ⅰ型主要表现为球后脂肪组织和结缔组织浸润，Ⅱ型主要为眼外肌炎。这两种类型可并存或单独出现。

## 一、临床表现

根据 TAO 病变所累及的范围和病程的不同，临床表现也不尽相同。

患者可出现甲状腺功能亢进症的全身表现，眼部表现如下。①眼睑征：是 TAO 的重要体征，主要包括眼睑肿胀、眼睑退缩（Dalrymple 征）、上睑迟落（von Graefe 征）和瞬目反射减少，其中以眼睑退缩和上睑迟落为特征性表现（图 11-0-1）。②眼球突出：多为轴性眼球突出（图 11-0-2）。③复视及眼球运动障碍：TAO 可以使多条眼外肌受累，导致眼球运动障碍，出现复视。受累肌肉以下直肌、上直肌和内直肌多见，外直肌受累较少。病变晚期由于眼外肌纤维化，眼球固定在某一眼位，出现斜视。④结膜和角膜病变：结膜充血、水肿（图 11-0-3），角膜可发生暴露性角膜炎、角膜溃疡。⑤视网膜和视神经病变：眶内组织水肿压迫，可导致压迫性视网膜和视神经病变发生。患者表现为视力减退，视野缺损；眼底可见视盘水肿或苍白，视网膜静脉迂曲、扩张，视网膜水肿、渗出。

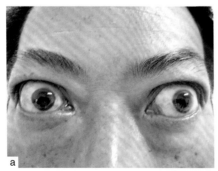
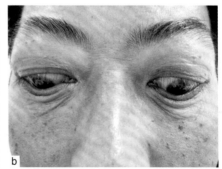

**图 11-0-1 双眼睑退缩和上睑迟落**
患者，男，29 岁，双眼睑裂扩大半年，甲状腺功能亢进症病史 1 年。
查体：双眼睑裂扩大，眼睑退缩，向下注视时上睑迟落征阳性

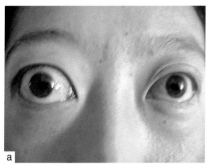
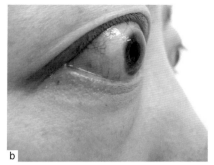

**图 11-0-2　右眼轴性眼球突出**

患者，女，27 岁，双眼发红 1 年半，伴双眼球突出，以右眼为著。甲状腺功能亢进症病史 3 年，
血清甲状腺功能各项指标正常已 2 年。查体：双眼轴性眼球突出，程度不一，右睑轻度退缩

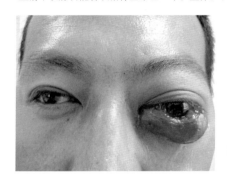

**图 11-0-3　左眼球结膜充血、水肿**

患者，男，37 岁，左眼球突出伴红肿 4 个
月，甲状腺功能亢进症病史 8 个月。查体：
左侧眼睑轻度红肿，球结膜高度水肿，脱出
睑裂之外，左眼球突出

## 二、诊断

根据典型的临床表现、甲状腺激素水平［三碘甲腺原氨酸（$T_3$）、甲状腺素（$T_4$）和促甲状腺
素（TSH）］及眼眶影像学检查结果即可确定诊断。

CT 扫描可见甲状腺相关性眼病的患者眼外肌肥大，病变主要累及肌腹，严重时可导致眶尖区
视神经受压（图 11-0-4）。MRI 检查可以更为清晰地显示眼外肌及眶内其他软组织的形态（图
11-0-5）。有时眼外肌信号的变化有助于判断病情变化及指导治疗。若眼外肌呈长 $T_1$、略长 $T_2$ 信
号，提示肌肉处于炎性水肿期，治疗效果较明显；若表现为长 $T_1$、短 $T_2$ 信号，提示肌肉纤维化较
严重，治疗效果较差。此外 MRI 在甲状腺相关性眼病的鉴别诊断方面亦有重要帮助。

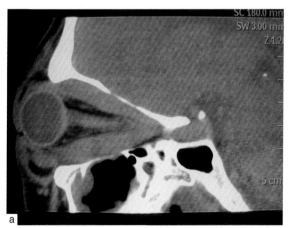
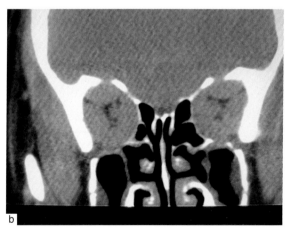

**图 11-0-4　甲状腺相关性眼病患者眶部 CT 扫描**

患者，男，46 岁，双侧眼球突出 7 个月，伴视力减退，甲状腺功能亢进症病史 1 年。
CT 扫描显示 4 条眼外直肌均增粗、肥大，以肌腹增粗为主，眶尖区视神经受压

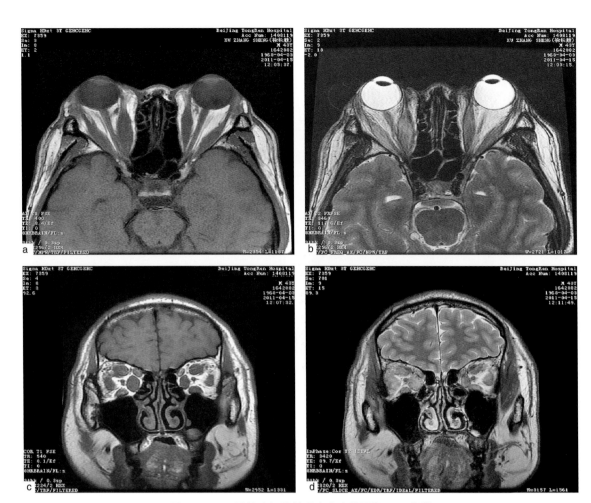

**图 11-0-5  甲状腺相关性眼病患者的眶部 MRI 扫描**

患者双侧眼球突出 3 个月，甲状腺功能亢进症病史半年。a—轴位，$T_1$加权像；b—轴位，$T_2$加权像；
c—冠状位，$T_1$加权像；d—冠状位，$T_1$加权像增强扫描

### 三、治疗

包括全身治疗和眼部治疗。全身治疗主要为矫正甲状腺功能异常。眼部治疗主要针对暴露性角膜炎、压迫性视神经病变和严重充血性眼眶病变。主要治疗措施包括眼部保护性治疗、药物抗炎治疗、放射治疗和手术治疗。①眼部保护性治疗：为防治暴露性角膜炎发生，可夜间遮盖睑裂，滴用润滑性滴眼液；必要时可试行睑缘缝合术。②药物治疗：在眼眶病变的急性期，可以采用糖皮质激素或免疫抑制剂治疗，以减轻眼部组织的水肿并预防压迫性视神经病变的发生。③手术和放射治疗：对于突眼导致角膜损害或压迫性视神经病变严重者，药物治疗无效时，可以采用放射治疗或眶减压手术，以便尽可能保护和恢复视功能。待病情稳定后，对于斜视患者，可以采用眼外肌局部注射肉毒杆菌毒素 A 或眼外肌手术来矫正斜视；对于上睑退缩者，可以采用上睑退缩矫正术来改善外观。

（马建民）

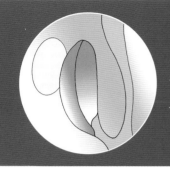

# 第十二章 真菌性鼻窦炎

真菌性鼻窦炎（fungal sinusitis，FS）是临床常见的一种鼻窦特异性炎症。一般传统观点认为，真菌性鼻窦炎主要发生在长期使用抗生素、糖皮质激素、免疫抑制剂，以及放射治疗后和某些慢性消耗性疾病（如糖尿病、大面积烧伤）的患者。但是近年的临床观察发现，其亦可发生在没有上述易感因素的个体。抗生素的广泛使用、环境污染，以及生活方式的变化，例如室内相对封闭的生活时间的延长，都是导致真菌性鼻窦炎发病率提高的可能因素；而与此同时，民众健康意识的提高，以及影像学、检验等诊断技术水平的提高，也是导致临床上真菌性鼻窦炎诊断率提高的主要因素。根据临床表现的不同，真菌性鼻窦炎可以分为非侵袭性和侵袭性两大类型，每种类型的诊断、治疗和治疗效果均有各自的特点。最常见的致病微生物是曲霉菌属，毛霉菌致病虽较少见，但多为侵袭性，病情进展迅速，患者的死亡率高。

由于天然的解剖因素，真菌性鼻窦炎（特别是侵袭性真菌性鼻窦炎）有可能累及眼眶，甚至颅内。某些情况下，眼眶的受累成为疾病治疗的难点，并且预示着不良的预后。因此，侵袭性真菌性鼻窦炎的眼部表现对于准确诊断并制订有针对性的治疗措施，具有重要的指导意义。

## 一、病因

1. 致病微生物　较常见的致病真菌是曲霉菌（*Aspergillus*），其他包括念珠菌（*Monilia*）、西伯鼻孢子菌（*Rhinosporidium seeberi*）、毛霉菌（Mucoraceae）和申克孢子丝菌（*Sporotrichum schenckii*）等。曲霉菌是子囊菌类真菌，在自然界分布广泛。曲霉菌是条件致病性真菌，只在机体抵抗力下降或某一部位（如鼻窦）抵御侵袭的能力降低时才能致病。致病的曲霉菌主要有烟曲霉（*A. fumigatus*）和黑曲霉（*A. nigrae*），以前者最常见。患者可以为单种曲霉菌感染，亦可两种或两种以上曲霉菌合并感染。曲霉菌感染与职业有关，较多见于鸟鸽饲养员、粮仓管理员、农民、酿造业工人等。

2. 宿主因素

（1）皮肤真菌感染："脚气"患者抠脚后又挖鼻，可能是引发鼻窦真菌感染的因素。

（2）免疫功能缺陷：包括糖尿病、原发性或继发性免疫缺陷（如艾滋病）、血液病（如淋巴瘤），以及移植免疫缺陷等，是鼻窦真菌感染，尤其是侵袭性真菌病的主要致病因素。

3. 环境因素　近来人们认识到，环境因素是变应性鼻炎（包括变应性真菌性鼻窦炎）的主要发病因素。而生活在潮湿地区（适于真菌生长）或主要在室内环境工作的人群，其真菌性鼻窦炎的发病率高。在南美洲某些地区，鼻窦真菌病有较高的发病率。

## 二、临床表现

真菌性鼻窦炎常为单窦起病，以上颌窦的发病率最高，其次为蝶窦、筛窦，额窦罕见。病变进一步发展可累及多窦。本病的临床表现因不同临床类型而异。

### （一）侵袭性真菌性鼻窦炎

真菌感染同时侵犯鼻窦黏膜和骨壁，并沿局部小动脉走行向鼻窦外周围结构和组织（如眼眶、颅底和翼腭窝等）侵犯，这也是出现眼眶或脑神经症状的病理生理基础。鼻窦内病变的大体特征表现为小动脉栓塞导致的组织坏死、干酪样物或肉芽样物，并有大量黏稠的分泌物或血性分泌物。光镜下组织病理学特征是组织内可见大量真菌菌丝（图 12-0-1），鼻窦黏膜和骨质可见真菌侵犯血管，小动脉中可见真菌栓子，并引起血管炎、血管栓塞、骨质破坏和组织坏死等。

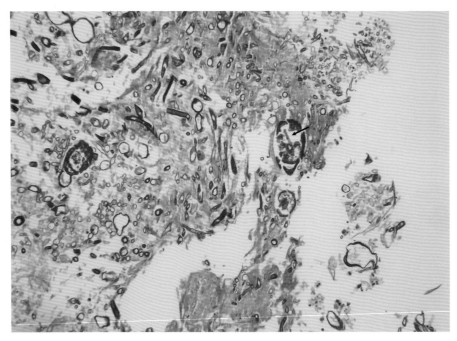

**图 12-0-1　侵袭性真菌性鼻窦炎鼻黏膜组织的病理学表现（HE 染色，×20）**
组织坏死，细胞结构不清楚，伴组织中大量粗大的菌丝，小动脉内有菌丝（箭头）

1. 急性侵袭性真菌性鼻窦炎　真菌感染向周围结构和组织侵犯得十分迅速。数天内即波及鼻腔外侧壁，甚至上颌窦前壁、上壁和下壁，累及面部、眼眶和硬腭。感染继续发展即可破坏鼻腔顶壁、筛窦顶壁或蝶窦壁，侵犯颅内，并经血液循环侵犯肝、脾、肺等器官。本型起病急骤，病变进展迅速，可在 10 日内累及眼眶、颅内、面部、口腔等邻近器官和组织；病情凶险，若不及时诊治，患者可在 25 日内死亡。临床表现为发热、鼻腔结构破坏和组织坏死、大量脓性结痂（图 12-0-2），面颊部肿胀、疼痛（侵犯眶下神经），或菌栓致面部组织或腭部缺血、坏死、缺损（图 12-0-3），或剧烈头痛、颅内压增高、癫痫、意识模糊或偏瘫等，或海绵窦血栓性静脉炎等。本型多发生于免疫功能低下或缺陷者，常见于糖尿病酮症酸中毒、器官移植，长期应用糖皮质激素、抗肿瘤药物或广谱抗生素，以及接受放射治疗和人类免疫缺陷病毒（HIV）感染的患者。致病菌主要为曲霉菌和毛霉菌。

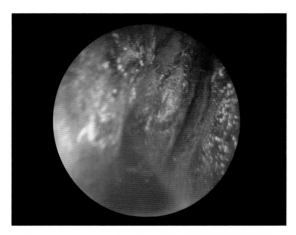

图 12-0-2 白血病合并急性暴发性侵袭性真菌性
鼻窦炎（右侧）的鼻内镜图

可见鼻腔及鼻甲黏膜坏死，形成黑褐色干痂。组织病理学和
真菌涂片提示为根毛霉感染

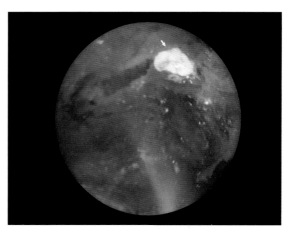

图 12-0-3 白血病合并急性暴发性侵袭性真菌性
鼻窦炎（右侧）的鼻内镜图

可见硬腭局部黏膜组织坏死（箭头）。组织病理学和真菌涂片
提示为根毛霉感染

　　眼部受累后可以表现为眶周肿胀、疼痛，眼球突出、固定，结膜充血、水肿，眼肌麻痹、视力减退、复视、失明及眶后疼痛，对光反射消失，严重者出现继发性眶内脓肿或脑脓肿，形成眶尖综合征，并出现相应脑神经的受累症状（图 12-0-4）。

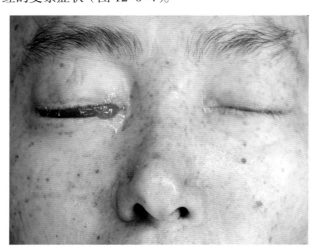

图 12-0-4 白血病合并急性暴发性侵袭性真菌性鼻窦炎（右侧），伴右侧眼眶及颅内脓肿形成
患者右眼上睑下垂，球结膜明显水肿，视力丧失

　　2. 慢性侵袭性真菌性鼻窦炎　　1997 年 de Shazo 等首先发现了一种新的临床类型，2000 年 Stringer 等首次将其命名为慢性侵袭性真菌性鼻窦炎。其特点是真菌感染向周围结构和组织侵犯较缓慢，病程至少为 1 个月。早期真菌侵犯多限制在一个鼻窦腔内的黏膜和骨壁，之后逐渐向邻近鼻窦和鼻腔侵犯，后期侵犯周围结构和组织（如眼眶和颅底）。此型又依据其鼻窦内病变的大体特征分为肉芽肿型和非肉芽肿型。本型的临床特征是起病隐匿，进展缓慢。早期可能表现为血性涕或较严重的头痛，CT 表现为多窦受累、骨质破坏，术中观察窦内病变为泥石样物并伴大量黏稠的脓液，窦黏膜表现为局部肿胀、暗红色、质脆易出血和表面颗粒样改变，窦黏膜也可呈黑色、坏死样改变。后期出现周围器官和组织侵犯，可能与合并糖尿病、白血病，或有长期全身应用糖皮质激素的经历有关。源自筛窦、上颌窦及蝶窦的慢性侵袭性真菌性鼻窦炎均可引发眼部症状：侵袭性感染向眶内播散，眶壁骨质受侵蚀，甚至形成眶内脓肿（图 12-0-5）；或者海绵窦受累，可出现一侧眼球突出、眼球移位、眶上

裂或眶尖综合征和视力障碍。若能早期诊断，多数患者可获得治愈而极少复发。后期治疗较困难，易复发，且预后较差。常见的致病菌为曲霉菌，但常同时检出毛霉菌、链格孢属和念珠菌属等。

**（二）非侵袭性真菌性鼻窦炎**

1. 真菌球型鼻窦炎　真菌在鼻窦内定植，形成干酪样、暗褐色或灰黑色的真菌团（图12-0-6）。真菌团在鼻窦内不断积聚，引发黏膜的慢性炎症，可以形成肉芽样或息肉样增生，窦壁骨质因炎症或真菌团压迫而变薄或被吸收。光镜下可见真菌团内大量真菌菌丝、孢子、退变的白细胞和上皮细胞（图12-0-7）。黏膜组织呈慢性炎症、水肿或增生，但无真菌侵犯。单窦发病者多见，亦有多窦分别发病者，以上颌窦的发病率最高，其次为蝶窦、筛窦，额窦罕见。临床表现似慢性鼻窦炎，如单侧鼻塞、流脓涕或涕有恶臭等，但也可以表现为脓血涕，急性发作者头痛明显；一般无全身症状；亦有无任何症状者，仅在鼻窦影像学检查时被发现。鼻窦CT显示单窦不均匀密度增高，70%的患者可见高密度钙化斑或钙化点，可有窦壁膨隆或吸收，以及骨质破坏（图12-0-8）。女性发病比例高于男性。患者的免疫功能通常是正常的。

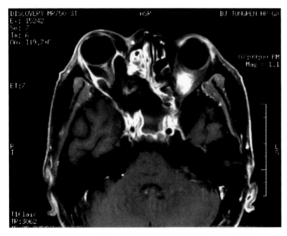

图 12-0-5　眶内及颅内脓肿的鼻窦 MRI（轴位，
T₁加权像增强扫描）

显示右侧筛窦及眼眶沟通性病变，呈极低信号，结构不清，
周围信号增强

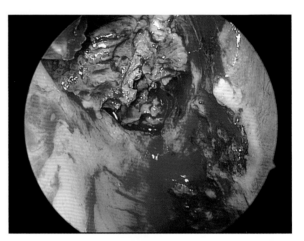

图 12-0-6　真菌性蝶窦炎（左侧）的内镜图

开放的蝶窦内可见大量黄褐色干酪样真菌团块

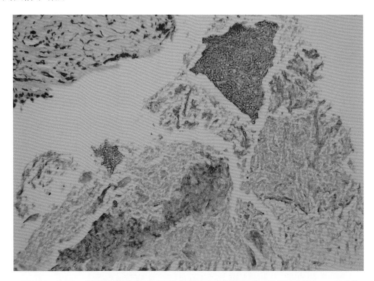

图 12-0-7　真菌球型鼻窦炎的组织病理学表现（HE 染色，×20）

黏膜组织表面可见混有菌丝的分泌物和真菌聚集形成的真菌球，组织内无真菌

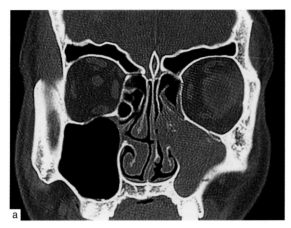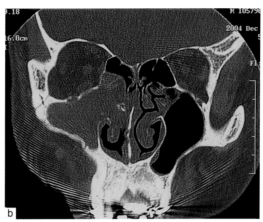

**图 12-0-8　真菌球型上颌窦炎的 CT 表现**

a—鼻窦冠状位 CT 扫描，骨窗；显示左侧上颌窦不含气，上颌窦内充满软组织影，窦口扩大，局部有点状钙化斑。b—鼻窦冠状位 CT 扫描，骨窗；显示右侧上颌窦内软组织密度影，鼻腔外侧壁向内侧膨隆，局部有钙化斑和骨质吸收

真菌球型鼻窦炎较少出现眼部症状。若继发感染或真菌囊肿（图 12-0-9），发生在上颌窦时，感染侵犯眶下神经会导致眼眶疼痛；发生在蝶窦或后筛时可以出现无诱因的视力减退、上睑下垂或视野缺损，患者往往先就诊于神经内科或眼科，故眼科医生遇有上述表现的患者时，应注意与鼻窦真菌感染相鉴别。

2. 变应性真菌性鼻窦炎　变应性真菌性鼻窦炎是由真菌致敏引起的、由 IgE 介导的 I 型变态反应性疾病。鼻窦内病变的大体特征为黏膜高度苍白、水肿，伴果酱样或花生酱样黏稠的分泌物。也有部分欧美学者认为变应性真菌性鼻窦炎是嗜酸性粒细胞介导的变态反应，而并非 IgE 介导的 I 型变态反应，故有学者称之

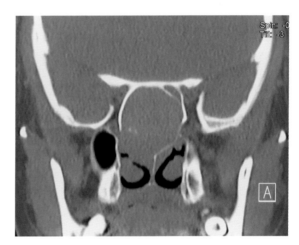

**图 12-0-9　右侧蝶窦真菌囊肿的冠状位 CT 扫描（骨窗）**

显示右侧蝶窦内软组织密度影，可见斑点状钙化影；窦壁呈球形膨胀性改变，局部伴有骨质吸收

为非 IgE 介导的嗜酸性粒细胞性炎症。自 1976 年 Safirstein 首次报道该病后，相关文献报道逐渐增多。国内刘铭于 2002 年首次报道了 3 例，并提出了临床诊断和治疗的原则。Marple（2002）总结了变应性真菌性鼻窦炎的特点如下。①多发于具有特应性体质的青少年。②单侧或双侧鼻息肉。③总 IgE 及特异性 IgE 水平升高。④影像学检查的特征性表现：CT 显示窦腔内高密度影，周边为软组织影；MRI 表现为信号减弱或消失，周边软组织（黏膜）呈短 $T_1$ 和长 $T_2$ 信号。⑤皮肤变应原试验可发现一种或多种真菌（++）~（++++），分泌物涂片可见嗜酸性粒细胞增多。⑥窦腔内为果酱样或油灰样黄色或黄褐色分泌物（黏蛋白），涂片可见真菌菌丝或真菌孢子。⑦组织病理学：大量嗜酸性粒细胞浸润，可见夏科 - 莱登晶体（Charcot-Leyden 晶体），组织内无真菌浸润。⑧综合治疗，包括局部和全身应用糖皮质激素及免疫调节治疗、抗真菌药物和手术。

临床上患者多表现为长期反复发作的全鼻窦炎、鼻息肉病史或合并支气管哮喘、一次或多次鼻窦炎和鼻息肉手术史。病变多累及双侧鼻窦，也可见单窦受累。由于变应性黏蛋白的积聚，病变在鼻窦内呈扩张性进展，导致鼻窦扩张性增大和鼻窦骨壁压迫性吸收。临床表现为眶侧或颌面部缓慢

进展的隆起，隆起无痛、固定、质硬且呈不规则形，酷似鼻窦黏液囊肿、脓囊肿和恶性肿瘤。鼻窦CT显示病变中央高密度的变应性黏蛋白影（较均匀的毛玻璃样），软组织窗表现更明显（图12-0-10）。鼻窦MRI显示病变中央呈低信号，周边呈强信号，故MRI具有非常好的诊断和鉴别诊断作用。眼部症状多由鼻腔和窦内黏蛋白不断积聚导致，鼻窦病变不断增大，导致骨质吸收，还可引起眼球突出、移位（图12-0-11），眼球活动受限、复视、上睑下垂，伴有嗅觉丧失、面部麻木，甚至垂体功能障碍等。个别严重者可出现眶周软组织肿胀、疼痛，累及眶内和视神经时可出现视力减退、动眼障碍或失明。

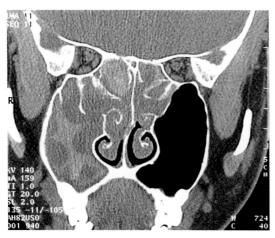

图12-0-10　双侧变应性真菌性鼻窦炎的鼻窦冠状位CT扫描（软组织窗）

显示双侧（但以右侧为主）鼻窦内软组织密度影，伴毛玻璃样高密度影，窦壁完整

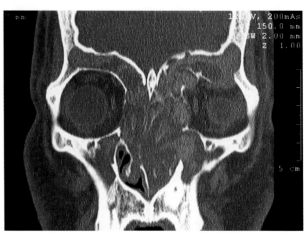

图12-0-11　变应性真菌性鼻窦炎（双侧，全组）的鼻窦冠状位CT扫描（骨窗）

双侧鼻腔和鼻窦可见软组织密度影，不含气，伴多发毛玻璃样高密度影。左侧眶纸样板及额骨眶板骨质吸收，局部呈膨胀性生长，压迫眼球向前、外、下方移位

## 三、治疗

真菌性鼻窦炎的治疗以手术为主，关键是彻底清除病灶（如息肉、水肿的黏膜及窦腔内的潴留物），解除影响鼻腔和鼻窦引流的解剖结构的异常（如泡状中鼻甲、反向中鼻甲、肥大的钩突及筛泡、影响引流的鼻中隔偏曲），从而恢复鼻腔和鼻窦的引流。鼻内镜下手术可以彻底清除病变组织，使鼻窦建立足够的通气及长期引流通道，彻底改变真菌赖以生存的微环境；对复发者可再次于鼻内镜下清除病变。术后鼻腔给予糖皮质激素，可以减轻术后鼻腔、鼻窦黏膜的水肿和粘连，减少复发。如果出现眼部症状，应尽快完善眼科专科检查，行CT、MRI等影像学检查，减轻炎症和水肿，清除坏死组织，保护视神经。某些病情发展非常迅速的病例，鼻窦内可能仅表现为非常轻微的炎性改变，如少量积液等，骨质破坏也可能不是很明确。尤其是急性侵袭性真菌性鼻窦炎，因其CT表现几乎没有特征性，应特别警惕。但MRI却可以发现比较明显的眶内或颅内改变，即鼻窦病变的程度在影像学上的表现与邻近组织器官受累的程度不成正比。其原因是急性侵袭性真菌性鼻窦炎中，邻近器官的受累途径主要是经血管，而非经骨壁的直接侵入。这一特点有别于其他原因造成的眶内、颅内侵犯。因此，MRI在急性侵袭性真菌性鼻窦炎的诊断中起着非常重要的作用，也是决定手术清创范围的重要依据，对于评估病变范围、进行相应的治疗、清理病变尤其重要。

1. 手术治疗　对非侵袭性真菌性鼻窦炎，行窦内病变清除术，建立鼻窦宽敞的通气和引流通道，保留鼻窦黏膜和骨壁。对侵袭性真菌性鼻窦炎，则应行鼻窦清创术，除彻底清除鼻腔和鼻窦内的病变组织外，还应根据病变范围广泛切除受累的鼻窦黏膜和骨壁。手术方式可根据病变范围选择传统术式或鼻内镜手术。

2. 药物治疗　真菌球型鼻窦炎术后不需配合抗真菌药物治疗。变应性真菌性鼻窦炎术后必须应用糖皮质激素以控制病情，目前多采用口服糖皮质激素或鼻内糖皮质激素喷雾。侵袭性真菌性鼻窦炎术后必须应用抗真菌药物，较常用的是伊曲康唑和两性霉素 B，其他如克霉唑、制霉菌素及氟胞嘧啶等。伊曲康唑对曲霉菌敏感，副作用小。两性霉素 B 为广谱杀真菌药物，对隐球菌属、组织胞浆菌属、芽生菌属、副球孢子菌属、球孢子菌属、曲霉菌属、毛霉菌属和一些念珠菌属等均敏感，尤其对急性侵袭性真菌性鼻窦炎能够获得良好的控制效果，但副作用较大。

3. 其他治疗　变应性真菌性鼻窦炎术后进行术腔内抗真菌药物冲洗的意义尚不明确。侵袭性真菌性鼻窦炎术后常应用抗真菌药物灌洗术腔。一些学者建议对后期慢性和急性侵袭性真菌性鼻窦炎给予间断吸氧，在治疗期间应停用抗生素和免疫抑制剂，并注意改善全身状况。控制原发疾病及全身支持疗法也是治疗的重要方面。

（李云川　臧洪瑞）

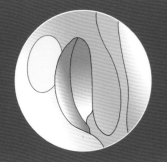

# 参考文献

1. 耳鼻咽喉科学编写组 . 耳鼻咽喉科学：鼻科学 . 上海：上海人民出版社，1977：24-48.

2. 李勇，陆忠琪 . 筛动脉的临床应用研究 . 中国临床解剖学杂志，1991，9（2）：93-95.

3. 刘莎，何利平 . 针对内窥镜鼻窦手术的应用解剖 . 中华耳鼻咽喉科杂志，1995，19（2）：65-69.

4. 王荣光 . 中鼻道解剖 . 国外医学：耳鼻咽喉科分册，1994，18（2）：68-71.

5. 许庚，李源 . 内窥镜鼻窦外科学 . 广州：暨南大学出版社，1994：17-58.

6. 大西俊郎，小泽仁，笠原行喜，他 . 内窥镜的副鼻腔手术 . 2 版 . 日本：株式会社メメヅカルビュー社，1996：36-45.

7. 李书玲，王振常，鲜军舫，等 . 视神经管与蝶筛窦毗邻关系的多层螺旋 CT 研究 . 中华放射学杂志，2009，43（9）：965-968.

8. Blaaylack WK, Moore CA, Linberg JV. Anterior ethmoid anatomy facitates dacryocy storhinostomy. Arch Ophthalmol, 1990, 108（12）：1774.

9. Elwany S, Yacout YM, Talaat M, et al. Surgical anatomy of the sphenoid sinus. J Laryngol & Otol, 1983, 97（3）：227-241.

10. Gwaltney JM Jr, Jones JG, Kennedy DW. Medical management of sinusitis: educational goals and managment guidelines. Ann Otol Rhinol Laryngol, 1995, 167：22-30.

11. Lawson W. The intranasal ethmoidectomy: evolution and an assessment of the procedure. Laryngoscope, 1994, 104（suppl 64）：1-49.

12. Lund VJ, Kennedy DW. Quantification for staging sinusitis. Ann Otol Rhinol Laryngol Suppl, 1995, 167：17-21.

13. Stammberger HR, Kennedy DW. Paranasal sinuses: anatomic terminology and nomenclature. Ann Otol Rhinol Laryngol Suppl, 1995, 167：7-16.

14. Unlü HH, Akyar S, Caylan R, et al. Concha bullosa. J Otolaryngol, 1994, 23（1）：23-27.

15. Wanamaker HH. Role of haller's cell in headache and sinus disease: a case report. Otolaryngol Head Nech Surg, 1996, 114（2）：324-327.

16. Gibelli D, Cellina M, Gibelli S, et al. Relationship between sphenoid sinus volume and protrusion of internal carotid artery and optic nerve: a 3D segmentation study on maxillofacial CT-scans. Surg Radiol Anat, 2019, 41（5）：507-512.

17. Sahu N, Casiano RR. Nasal branch of the anterior ethmoid artery: a consistent landmark for a

midline approach to the frontal sinus. Int Forum Allergy Rhinol，2019，9（5）：562–566.

18. Abdullah B，Lim EH，Husain S，et al. Anatomical variations of anterior ethmoidal artery and their significance in endoscopic sinus surgery：a systematic review. Surg Radiol Ana，2019，41（5）：491–499.

19. Li C，Sun XZ，Zhao M，et al. Comparison of airflow characteristics after Draf Ⅲ frontal sinus surgery and normal person by numerical simulation. Math Biosci Eng，2019，16（4）：1750–1760.

20. Ye T，Hwang PH，Huang Z，et al. Frontal ostium neo–osteogenesis and patency after Draf Ⅲ procedure：a computer–assisted study. Int Forum Allergy Rhinol，2014，4（9）：739–744.

21. Huang Z，Zhou B，Zhang Q，et al. The role of upper and lower airway patency in chronic rhinosinusitis with nasal polyps and asthma. Laryngoscope，2013，123（3）：569–573.

22. 王鸿，张伟，韩德民，等. 内镜鼻窦手术前后鼻气道阻力和嗅觉功能的测试结果. 中华耳鼻咽喉科杂志，2002，37（3）：177–179.

23. 李骋，黄谦，崔顺九，等. Draf Ⅲ型额窦手术对鼻腔功能影响的前瞻性研究. 中华耳鼻咽喉头颈外科杂志，2014，49（9）：711–716.

24. 曹春婷，张罗，韩德民. 正常成年人鼻通气状态的客观评估. 临床耳鼻咽喉头颈外科杂志，2008，22（5）：206–210.

25. 曹春婷，韩德民，张罗. 四相鼻阻力测量法评估健康成人鼻腔通气状况的初步研究. 中华耳鼻咽喉头颈外科杂志，2009，44（2）：122–125.

26. 曹春婷，张罗. 鼻声反射测量. 中国耳鼻咽喉头颈外科，2014，21（8）：407–410.

27. 曹春婷，漆可，王睿韬，等. 麻黄素对鼻腔通气功能的影响. 首都医科大学学报，2011，32（6）：746–749.

28. 曹春婷，韩德民，张罗. 鼻中隔偏曲患者鼻腔通气功能评估. 首都医科大学学报，2009，30（1）：66–69.

29. 曹春婷，张罗，韩德民. 鼻声反射测量的临床应用进展. 临床耳鼻咽喉头颈外科杂志，2008，22（20）：956–959.

30. 曹春婷，张罗，韩德民. 成年人鼻声反射测量的面积 – 距离曲线分析. 中国耳鼻咽喉头颈外科，2007，14（6）：371–374.

31. 曹春婷，张罗，韩德民. 鼻阻力测量的临床应用. 国际耳鼻咽喉头颈外科杂志，2007，31（2）：77–80.

32. 郑铭，王向东，青卉，等. 生活质量问卷与鼻声反射测量在下鼻甲肥大不同术式疗效评价中的应用研究. 中国耳鼻咽喉头颈外科，2017，24（7）：359–364.

33. 宋晓红，张罗，张媛，等. 单侧前组鼻窦病变对鼻腔通气功能的影响. 首都医科大学学报，2012，33（6）：717–719.

34. 杨酉，刘仲燕，韩德民，等. 非过敏性鼻炎伴嗜酸性粒细胞增多综合征患者的鼻通气功能评估. 首都医科大学学报，2011，32（1）：26–31.

35. Rice DH. Endoscopic intranasal dacryocystorhinostomy：a cadaver study. Am J Rhinol，1988，2：127–128.

36. McDonogh M，Meiring JH. Endoscopic transnasal dacryocystorhinostomy. J Laryngol Otol，1989，103（6）：585–587.

37. Metson R. Endoscopic surgery for lacrimal obstruction. Otolaryngol Head Neck Surg, 1991, 104（4）: 473-479.

38. Zhou B, Tang Y. Endoscopic transnasal dacryocystorhinostomy: results in 35 cases. Chinese Arch Otolaryngol Head Neck Surg, 1994, 1: 80-83.

39. Ali MJ, Psaltis AJ, Bassiouni A, et al. Long-term outcomes in primary powered endoscopic dacryocystorhinostomy. Br J Ophthalmol, 2014, 98（12）: 1678-1680.

40. Zhou B, Han D, Huang Q, et al. Follow-up of long-term efficacy of nasal endoscopic dacryocystorhinostomy. Chinese Journal of Otorhinolaryngology Head and Neck Surgery, 2008, 43（1）: 13-17.

41. Zhou B, Tang Y, Huang Q, et al. Nasal endoscopic dacryocystorhinostomy and analysis of the prognostic factors. Otolaryngology: Head and Neck Surgery, 1995, 2: 204-207.

42. Onerci M, Orhan M, Ogretmenoglu O, et al. Long-term results and reasons for failure of intranasal endoscopic dacryocystorhinostomy. Acta Otolaryngol, 2000, 120（2）: 319-322.

43. Green R, Gohil R, Ross P. Mucosal and lacrimal flaps for endonasal dacryocystorhinostomy: a systematic review. Clinical Otolaryngology, 2017, 42（3）: 514-520.

44. Takahashi Y, Nakamura Y, Kakizaki H. Eight-flap anastomosis in external dacryocystorhinostomy. Br J Ophthalmol, 2015, 99（11）: 1527-1530.

45. Wormald PJ. Powered endoscopic dacryocystorhinostomy. Laryngoscope, 2002, 112（1）: 69-72.

46. Massegur H, Trias E, Adema JM. Endoscopic dacryocystorhinostomy: modified technique. Otolaryngol Head Neck Surg, 2004, 130（1）: 39-46.

47. Yung MW, Hardman-Lea S. Endoscopic inferior dacryocystorhinostomy. Clin Otolaryngol, 1998, 23（2）: 152-157.

48. Yuen KSC, Lam LYM, Tse MWY, et al. Modified endoscopic dacryocystorhinostomy with posterior lacrimal sac flap for nasolacrimal duct obstruction. Hong Kong Med J, 2004, 10（6）: 394-400.

49. Cruz AA, Demarco RC, Valera FC, et al. Orbital complications of acute rhinosinusitis: a new classification. Braz J Otorhinolaryngol, 2007, 73（5）: 684-688.

50. Ho CF, Huang YC, Wang CJ, et al. Clinical analysis of computed tomography-staged orbital cellutitis in children. J Microbiol Immunol Infect, 2007, 40（6）: 518-524.

51. Tanna N, Preciado DA, Clary MS, et al. Surgical treatment of subperiosteal orbital abscess. Arch Otolaryngol Head Neck Surg, 2008, 134（7）: 764-767.

52. Manning SC. Endoscopic drainage of subperiosteal orbital abscesses. Oper Tech Otolaryngol Head Neck Surg, 2002, 13（1）: 73-76.

53. Oxford LE, McClay J. Medical and surgical management of subperiosteal orbital abscess secondary to acute sinusitis in children. Int J Pediatr Otorhinolaryngol, 2006, 70（11）: 1853-1861.

54. Vairaktaris E, Moschos MM, Vassiliou S, et al. Orbital cellulitis, orbital subperiosteal and intraorbital abscess. Report of three case and review of the literature. J Craniomaxillofac Surg, 2009, 37（3）: 132-136.

55. 葛坚.眼科学.北京：人民卫生出版社，2006.

56. Yeh S，Foroozan R. Orbital apex syndrome. Curr Opin Ophthalmol，2004，15（6）：490–498.

57. 卜国弦.鼻眼相关外科学.北京：人民卫生出版社，1995.

58. 鲁特曼.眼眶疾病.孙丰源，译.天津：天津科技翻译出版公司，2006.

59. 肖利华.眼眶手术学及图解.郑州：河南科学技术出版社，1999：177–189.

60. 宋维贤，周军，孙华.眶壁骨折的现代治疗 // 王宁利，魏文斌.眼科专题讲座.郑州：郑州大学出版社，2005：259–266.

61. Bansagi ZC，Meyer DR. Internal orbital fractures in the pediatric age group characterization and management. Ophthalmology，2000，107（5）：829–836.

62. Burnstine MA. Clinical recommendations for repair of isolated orbital floor fractures：an evidence-based analysis. Ophthalmology，2002，109（7）：1207–1213.

63. Strong EB，Kim KK，Diaz RC. Endoscopic approach to orbital blowout fracture repair. Otolaryngol Head Neck Surg，2004，131（5）：683–695.

64. Appling WD，Patrinely JD，Salzer TA，et al. Transconjunctival approach vs subciliary skin-muscle flap approach for orbital fracture repair. Arch Otolaryngol Head Neck Surg，1993，119（9）：1000–1007.

65. 范先群.眼眶骨折整复手术的现状和问题.眼科，2005，14（6）：357–359.

66. 李冬梅.眼部整形美容手术图谱.北京：人民卫生出版社，2008：256–264.

67. Morgan RF，Manson PN，Shack RB，et al. Management of naso–ethmoid–orbital fractures. Am Surg，1982，48（9）：447–450.

68. 张益，安金刚.鼻骨–眶–筛骨骨折的手术治疗.中华口腔医学杂志，2006，41（6）：584–586.

69. Beceli R，Reniz G，Mannino G，et al. Posttraumatic obstruction of lacrimal pathways：a retrospective analysis of 58 consecutive naso–orbitoethmoid fractures. J Craniofac Surg，2004，15（1）：29–33.

70. 顾晓明，王立军，魏务建，等.鼻眶筛区复杂骨折的处理.中华创伤杂志，2003，19（1）：34–36.

71. Markowitz BL，Maneon PN，Vander Kolk CA，et al. Management of the medial canthal tendon in nasoethmoid orbital fractures：the importance of the central fragment in classification and treatment. Plant Reconstr Surg，1991，87（5）：843–853.

72. Walsh FB，Hoyt WF. Clinical neuro–ophthalmology. 3rd ed. Baltimore：Williams & Wilkins，1969：1996–2380.

73. 王怀洲.外伤性视神经病变.国外医学：眼科学分册，1988，22（5）：290–296.

74. 李建，吕光宇，陆书昌，等.后筛窦及其毗邻结构的解剖学研究.中华耳鼻咽喉科杂志，1995，26（3）：138–141.

75. Wolin MJ，Lavin PJ. Spontaneous visual recovery from traumatic optic neuropathy after blunt head injury. Am J Ophthalmol，1990，109（4）：430–435.

76. 陈帼燕，史剑波，薛尚才.经鼻内镜视神经减压术治疗外伤性视神经损伤.中国耳鼻咽喉头颈外科，2004，11（5）：319–321.

77. Rajiniganth MG, Gupta AK, Gu pta A, et al. Traumatic optic neuropathy: visual outcome following combined therapy protocol. Arch Otolaryngol Head Neck Surg, 2003, 129（11）: 1203-1206.

78. Wohlrab TM, Maas S, de Carpentier JP. Surgical decompression in traumatic optic europathy. Acta Ophthalmol Scand, 2002, 80（3）: 287-293.

79. 夏小平, 赵丽娜, 田东华. 外伤性视神经损伤的治疗方法及手术时机. 中华急诊医学杂志, 2005, 14（7）: 590-592.

80. Chen F, Zuo K, Feng S, et al. A modified surgical procedure for endoscopic optic nerve decompression for the treatment of traumatic optic neuropathy. N Am J Med Sci, 2014, 6（6）: 270-273.

81. 黄谦, 周兵, 宋维贤, 等. 外伤性视神经病变经鼻内镜下视神经管减压及综合治疗. 眼科, 2010, 19（6）: 372-375.

82. Li H, Zhou B, Shi J, et al.Treatment of traumatic optic neuropathy: our experience of endoscopic optic nerve decompression. J Laryngol Otol, 2008, 122（12）: 1325-1329.

83. 张虹, 宋国祥, 何彦津. 眼眶炎性假瘤 271 例临床分析. 中华眼科杂志, 2002, 38（8）: 484-487.

84. 史季桐, 安裕志, 孙宪丽, 等. 眼眶炎性假瘤的临床病理分析. 中华眼科杂志, 2003, 39（2）: 81-86.

85. Luomaranta T, Raappana A, Saarela V, et al. Factors affecting the visual outcome of pituitaryadenoma patients treated with endoscopic transsphenoidal surgery. World Neurosurg, 2017, 105: 422-431.

86. Yu FF, Chen LL, Su YH, et al. Factors influencing improvement of visual field after transsphenoidal resection of pituitary macroadenomas: a retrospective cohort study. Int J Ophthalmol, 2015, 8（6）: 1224-1228.

87. Ng YH, Sethi DS. Isolated sphenoid sinus disease: differential diagnosis and management. Curr Opin Otolaryngol Head Neck Surg, 2011, 19（1）: 16-20.

88. Santos PLD, Chihara LL, Alcalde LFA, et al. Outcomes in surgical treatment of mucocele in frontal sinus. J Craniofac Surg, 2017, 28（7）: 1702-1708.

89. Nomura K, Hidaka H, Arakawa K, et al. Outcomes of frontal mucoceles treated with conventional endoscopic sinus surgery. Acta Otolaryngol, 2015, 135（8）: 819-823.

90. Lee DH, Kim SK, Joo YE, et al. Fungus ball within a mucocele of the sphenoid sinus and infratemporal fossa: case report with radiological findings. J Laryngol Otol, 2012, 126（2）: 210-213.

91. Damm M, Qnante G, Jungehueling M, et al. Impact of functional endoscopic sinus surgery on symptoms and quality of life in chronic rhinosinusitis. Laryngoscope, 2002, 112（2）: 310-315.

92. Rene C, Rose GE, Lenthall R, et al. Major orbital complications of endoscopic sinus surgery. Br J Ophthalmol, 2001, 85（5）: 598-603.

93. Fokkens WJ, Lund VJ, Mullol J, et al. European position paper on rhinosinusitis and nasal polyps. Rhinology Suppl, 2007, 20: 1-136.

94. Ritter FN, Arbor A. The middle turbinate and its relationship to the ethmoid labyrinth and orbit. Laryngoscope, 1982, 92（5）: 479-482.

95. Bayram M, Sirikci A, Bayazit YA. Important anatomic variations of the sinonasal anatomy in light

of endoscopic surgery: a pictorial review. Eur Radiol, 2001, 11 (10): 1991-1997.

96. Cartsburg O, Braunstein S, Jungblut D, et al. Long-term results after therapy of paraffin induced sclerosing lipogranuloma of the eyelids and the anterior orbit in three patients. Klin Monbl Augenheilkd, 2001, 218 (7): 510-513.

97. Stankiewicz JA, Chow JM. Nasal endoscopy and the definition and diagnosis of chronic rhinosinusitis. Otolaryngol Head Neck Surg, 2002, 126 (6): 623-627.

98. Vanden Abeele D, Clemlns A, Tassignon MJ, et al. Blindness due to electrocoagulation following functional endoscopic sinus surgery. Acta Otorhinolaryngol Belg, 1994, 48 (1): 11-16.

99. Hytönen M, Atula T, Pitkäranta A. Complications of acute sinusitis in children. Acta Otolaryngol Suppl, 2000, 543: 154-157.

100. Oeken J, Bootz F. Severe complications after endonasal nasal sinus surgery. An unresolved problem. HNO, 2004, 52 (6): 549-553.

101. May M, Levine HL, Mester SJ, et al. Complications of endoscopic sinus surgery: analysis of 2108 patients-incidence and prevention. Laryngoscope, 1994, 104 (9): 1080-1083.

102. Duncavage JA. Complications in endoscopic sinus surgery. Curr Opin Otolaryngol Head Neck Surg, 2004, 12 (1): 1-2.

103. Stankiewicz JA, Chow JM. Two faces of orbital hematoma in intranasal (endoscopic) sinus surgery. Otolaryngol Head Neck Surg, 1999, 120 (6): 841-847.

104. Rosdeutscher JD, Stadelmann WK. Diagnosis and treatment of retrobulbar hematoma resulting from blunt periorbital trauma. Ann Plast Surg, 1998, 41 (6): 618-622.

105. Girotto JA, Gamble WB, Robertson B, et al. Blindness after reduction of facial fractures. Plast Reconstr Surg, 1998, 102 (6): 1821-1834.

106. Graham SM, Nerad JA. Orbital complications in endoscopic sinus surgery using powered instrumentation. Laryngoscope, 2003, 113 (5): 874-878.

107. Kim JY, Kim HJ, Kim CH, et al. Optic nerve injury secondary to endoscopic sinus surgery: an analysis of three cases. Yonsei Med J, 2005, 46 (2): 300-304.

108. Lee JC, Chuo PI, Hsiung MW. Ischemic optic neuropathy after endoscopic sinus surgery: a case report. Eur Arch Otorhinolaryngol, 2003, 260 (8): 429-431.

109. Hsieh CH, Kuo YR, Hung HC, et al. Indirect traumatic optic neuropathy complicated with periorbital facial bone fracture. J Trauma, 2004, 56 (4): 795-801.

110. Yang WG, Chen CT, Tsay PK, et al. Outcome for traumatic optic neuropathy-surgical versus nonsurgical treatment. Ann Plast Surg, 2004, 52 (1): 36-42.

111. Thakar A, Mahapatra AK, Tandon DA. Delayed optic nerve decompression for indirect optic nerve injury. Laryngoscope, 2003, 113 (1): 112-119.

112. Rajiniganth MG, Gupta AK, Gupta A, et al. Traumatic optic neuropathy: visual outcome following combined therapy protocol. Arch Otolaryngol Head Neck Surg, 2003, 129 (11): 1203-1206.

113. Bhatti MT, Giannoni CM, Raynor E, et al. Ocular motility complications after endoscopic sinus surgery with powered cutting instruments. Otolaryngol Head Neck Surg, 2001, 125 (5): 501-509.

114. Trotter WL, Kaw P, Meyer DR, et al. Treatment of subtotal medial rectus myectomy

complicating functional endoscopic sinus surgery. J AAPOS，2000，4（4）：250-253.

115. Shin GS，Demer JL，Rosenbaum AL. High resolution，dynamic，magnetic resonance imaging in complicated strabismus. J Pediatr Ophthalmol Strabismus，1996，33（6）：282-290.

116. Hall LS，McCann JD，Goldberg RA，et al. Strabismus after orbital fractures and sinus surgery// Rosenbaum AL，Santiago AP. Clinical strabismus management. Philadelphia：WB Saunders，1999：309-321.

117. Huang CM，Meyer DR，Patrinely JR，et al. Medial rectus muscle injuries associated with functional endoscopic sinus surgery：characterization and management. Ophthal Plast Reconstr Surg，2003，19（1）：25-37.

118. Thacker NM，Velez FG，Demer JL，et al. Strabismic complications following endoscopic sinus surgery：diagnosis and surgical management. J AAPO，2004，8（5）：488-494.

119. Lenart TD，Lambert SR. Slipped and lost extraocular muscles. Ophthalmol Clin North Am，2001，14（3）：433-442.

120. Underdahl JP，Demer JL，Goldberg RL，et al. Orbital wall approach with preoperative orbital imaging for identification and retrieval of lost or transected extraocular muscles. J AAPOS，2001，5（4）：230-237.

121. Iliff N，Manson PN，Katz J，et al. Mechanisms of extraocular muscle injury in orbital fractures. Plast Reconstr Surg，1999，103（3）：787-799.

122. Unlu HH，Goktan C，Aslan A，et al. Injury to the lacrimal apparatus after endoscopic sinus surgery：surgical implications from active transport dacryocystography. Otolaryngol Head Neck Surg，2001，124（3）：308-312.

123. Cokkeser Y，Evereklioglu C，Er H. Comparative external versus endoscopic dacryocystorhinostomy：results in 115 patients（130 eyes）. Otolaryngol Head Neck Surg，2000，123（4）：488-491.

124. 周兵，宋维贤. 应用鼻内窥镜取眶深部异物. 中国内镜杂志，1998，4（2）：3-4.

125. 宋玉斋，宋显樵. 眼眶内异物定位及手术. 眼外伤与职业性眼病杂志，1992，14（2）：71-73.

126. Cartwright MJ，Kurumety UR，Fraeh BR. Intraorbital wood foreign body. Ophthal Plast Reconstr Surg，1995，11（1）：44-48.

127. Ho VT，McGuckin JF Jr，Smergel EM. Intraorbital foreign body：CT and MRI appearence. AJNR，1996，17（1）：134-136.

128. 曲秋懿，王星宇，滕梁红，等. 以眶尖综合征为首发症状的鼻 – 眶 – 颅底侵袭性曲霉菌感染 5 例. 临床耳鼻咽喉头颈外科杂志，2010，24（9）：396-399.

129. 刘铭，周兵，刘华超，等. 急性爆发性真菌性鼻窦炎. 中华耳鼻咽喉科杂志，2003，38（4）：251-254.

130. Attallah M，Hashash M，al-Muhaimeed H，et al. Reversible neuropraxic visual loss induced by allergic Aspergillus flavus sinomycosis. Am J Rhinol，1999，13（4）：295-298.

131. Cyriac JT，Cherian T，Hadi WA，et al. Optic neuropathy due to allergic fungal rhinosinusitis. J Neurosci Rural Pract，2011，2（2）：180-182.

132. Howells RC，Ramadan HH. Usefulness of computed tomography and magnetic resonance in fulminant invasive fungal rhinosinusitis. Am J Rhinol，2001，15（4）：255-261.

133. Wang T，Zhang L，Hu C，et al. Clinical features of chronic invasive fungal rhinosinusitis in 16 cases. Ear Nose Throat J，2019，5：1-3.